中医师承学堂
一所没有围墙的大学

U0147394

跟鲍老师学经方

（临床医案录）

鲍艳举　主编

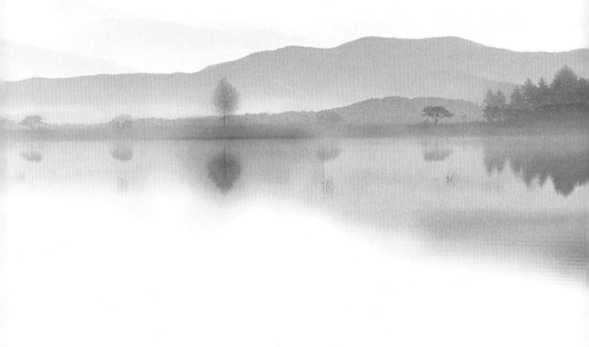

全国百佳图书出版单位
中国中医药出版社
·北京·

图书在版编目（CIP）数据

跟鲍老师学经方：临床医案录 / 鲍艳举主编 . —

北京：中国中医药出版社，2022.1（2022.4 重印）

ISBN 978-7-5132-7328-2

Ⅰ . ①跟⋯ Ⅱ . ①鲍⋯ Ⅲ . ①中医临床—经验—中国—

现代 Ⅳ . ① R249.7

中国版本图书馆 CIP 数据核字（2021）第 249904 号

中国中医药出版社出版

北京经济技术开发区科创十三街 31 号院二区 8 号楼

邮政编码　100176

传真　010-64405721

山东临沂新华印刷物流集团有限责任公司印刷

各地新华书店经销

开本 710×1000　1/16　印张 11　字数 142 千字

2022 年 1 月第 1 版　2022 年 4 月第 2 次印刷

书号　ISBN 978 – 7 – 5132 – 7328 – 2

定价　48.00 元

网址　www.cptcm.com

服 务 热 线　010-64405510

购 书 热 线　010-89535836

维 权 打 假　010-64405753

微信服务号　zgzyycbs

微商城网址　https://kdt.im/LIdUGr

官 方 微 博　http://e.weibo.com/cptcm

天猫旗舰店网址　https://zgzyycbs.tmall.com

如有印装质量问题请与本社出版部联系（010-64405510）

版权专有　侵权必究

《跟鲍老师学经方（临床医案录）》
编委会

主　编　鲍艳举

副主编　褚倩侠　赵松庆　申昌龙　裴　东　赵丽梅

编　委　褚倩侠　吴志鹏　刘文国　张华清

　　　　　苏建坤　刘旭昭　赵松庆　徐名伟

　　　　　李　鑫　王　萍　刘翠红　赵丽梅

　　　　　王海英　李小丹　汤玉萍　张艳萍

　　　　　徐立梅　张　磊　刘　倩　裴　东

　　　　　梁孝凯　薛志英　吴汉利　刘利平

　　　　　王　伟　李亚子　徐志强　申昌龙

作者简介

　　鲍艳举，医学博士，副主任医师。就职于中国中医科学院广安门医院，中国中医科学院硕士研究生导师。2021年作为中组部、团中央第21批博士服务团成员，挂职青海，任省中医院副院长。

　　曾先后师从冯世纶、花宝金等中医大家研习经方及肿瘤证治。临床上倡导"六经钤百病"，无论外感或内伤，皆用六经辨证。重视"动态病机"，善于抓主证与辨方证。编著《六经辨证临床之路》《经方时方"六经辨证"应用案解》《常见病抓主证与辨方证》以及《独立全解〈经方实验录〉医案》等学术著作。

前 言

经方传承的范例

在当代经方界，一个名字正在为越来越多的人所熟知，他就是被学员亲切地称为"鲍老师"的青年经方家鲍艳举。他是"中医在线"平台最受欢迎的主讲老师，视频课播放量超过一百万人次。在"中医在线"平台，"跟鲍老师学经方"已经成为很多学员的口头禅。

就职于中国中医科学院广安门医院的鲍艳举博士，第一年行医门诊量即达到"日诊百人"，之后一直保持着稳升不降的态势。临床上倡导"六经钤百病"，临证时无论外感或内伤，皆用六经辨证。

近年来，他不愿自秘，而是将经典中的六经辨证体系与现代中医教材中的八纲、病因病机等融会贯通，形成独特而完善的体系，临证走一步看三步，圆机活法、疗效显著。在线下举办了多期"经方六经辨证讲习班（传承班）"，使很多学员从困惑中走出，从而大大提高了其辨证的把握性和精确性，进而提升了其临床自信心。

本书汇集了多届"经方传承班"之"鲍艳举老师带教医案"及各地学员的六经辨证医案。希望本书能作为"经方传承的范例",给更多读者带来经方学习的思路拓展。

本书编委会

2021 年 5 月 31 日

目 录

咽痛篇

疮疡湿疹篇

痤疮篇

口腔溃疡篇

腰痛腰冷篇

小便篇

失眠篇

妇科篇

高血糖篇

发热咳嗽篇

鲍艳举老师带教医案

陈某，男，32 岁。

初诊日期：2012 年 3 月 11 日。

主诉：间断发热 3 天。

现病史：3 天前，患者与朋友进食香辣火锅后，出现腹痛、腹泻、恶心、呕吐等症状，随后服用气滞胃痛颗粒、整肠生及黄连素，腹痛、腹泻较前略有好转，但又出现了周身关节疼痛、恶寒、发热，体温 38.5℃，遂前来诊治。复查血常规及便常规，均未见异常。

刻下症：恶寒、发热、无汗，周身酸痛，腹部隐痛，纳差，时有恶心，咽痛，偶有咳嗽，口干苦，小便色黄，大便偏稀臭秽，舌红，苔黄腻，脉弦滑有力。

辨证分析：该患者恶寒、发热、无汗、周身酸痛，考虑为太阳病。

腹痛、口干、小便色黄、大便质稀臭秽、舌红苔黄腻、脉滑考虑为阳明病。

咽痛、口苦、脉弦考虑为少阳病。

综合辨证为太阳阳明少阳三阳合病。

方选小柴胡汤和解少阳，麻杏石甘汤解表清里，加用桔梗、生薏苡仁解毒利咽排脓。

处方：柴胡 15g，黄芩 10g，清半夏 10g，党参 10g，生甘草 5g，生姜 10g，大枣 10g，生麻黄 5g，杏仁 10g，生石膏 45g（先煎），桔梗 20g，生薏苡仁 30g。3 剂，水煎服，日 1 剂。

嘱忌食辛辣、刺激、甘甜之品，服完药后覆被出汗。

疗效：患者服完 3 剂后，周身汗出、恶寒、发热、周身酸痛、腹痛、腹泻消失，口干苦、咽痛较前明显好转，纳食增，舌淡红，苔薄白腻，脉弦滑。后又以柴平煎为主善后调理，服用 7 剂后，纳可，二便调，无明显不适，病告痊愈。

河北（怀来）吴志鹏医案

孙某，男，49 岁。

初诊日期：2019 年 5 月 20 日。

主诉：因感冒、发热在他处输液 3 天。热退后出现咳嗽、咳痰 3 个月。

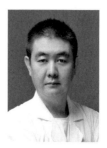

吴志鹏

刻下症：咳嗽，痰黏，咽部发痒，伴轻微憋喘，舌红，苔白腻，口干，痰黄稠，胁肋部憋闷，大便偏干，1～2 日一行。脉弦滑有力，纳差。

辨证分析：舌红，苔白，胁肋部憋闷（胸胁苦满），脉弦，考虑为少阳之热，给予小柴胡汤。

咳嗽，黏痰，咽痒，苔白腻，考虑为痰气互结，可用半夏厚朴汤；口干、痰黄考虑化热，用麻杏石甘汤清热宣肺，加桔梗、薏苡仁、鱼腥草、枇杷叶，加强化痰止咳之效；大便干加大黄、连翘清热通便；纳少加炒麦芽健脾消食。

处方：柴胡 18g，黄芩 10g，清半夏 10g，党参 10g，生甘草 10g，生姜 10g，大枣 15g，姜厚朴 15g，茯苓 30g，炒紫苏子 15g，麻黄 3g，炒杏仁 10g，石膏 30g，桔梗 15g，薏苡仁 15g，枇杷叶 30g，鱼腥草 30g，大黄 6g，连翘 15g，炒麦芽 30g。7 剂代煎。

二诊：咳嗽、咽痒、口干、肋部憋闷明显缓解，大便转为通畅，上方去大黄、连翘。7 剂代煎。

三诊：咳嗽，咽痒，咳痰，消瘦，仍纳少食欲差，腹胀，舌苔偏厚考虑脾胃痰湿内停。

处方：柴胡 18g，黄芩 10g，清半夏 10g，党参 10g，生甘草 10g，生姜 10g，大枣 15g，姜厚朴 15g，陈皮 30g，茯苓 30g，炒紫苏子 15g，炒杏仁 10g，炒麦芽 30g。7 剂代煎。

四诊：无明显不适，建议患者适当运动，并且要忌口。

学习感悟：中医难学，尤其是对于我这种西转中的初学者，书看了很多，却难取其精华，也联系不起来，听了几位老师的课，可还是迷迷糊糊。如果把中医比作是一片森林，那么我已经迷失在里面了。偶然的一次机会，我听了鲍老师的一次线下课，就感觉在中医这片森林里找到了道路，于是毫不犹豫地加入到学习鲍老师六经体系的团队中，系统学习了六经辨证，终于找到了方向，并且学会了如何熟练运用六经辨证去思考分析各种疾病，临床效果也得到了提升。

北京刘旭昭医案

王某，女，10岁。

初诊日期：2019年1月15日。

主诉：发热2天。

现病史：2天前因运动后汗出受凉，出现发热，咳嗽，最高体温39.5℃，遂至某儿科医院急诊科就诊，排除流感，予以美林、复方鲜竹沥液等药物治疗，汗出热退，夜间高热，遂来就诊。

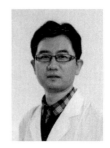

刘旭昭

刻下症：鼻塞，头痛头晕，有汗，恶风，无发热，咽部微痛，口苦，恶心，口干，咳嗽，咯白黏痰，量不多，纳可，大便两日未行，腹略胀，平素尚调，眠欠安。舌质暗红，苔薄黄腻，脉弦滑。

既往史：体健。

辨六经：太阳少阳阳明合病夹痰。

辨方证：小柴胡汤合麻杏甘石汤、半夏厚朴汤。

处方：柴胡24g，黄芩12g，清半夏15g，太子参12g，生姜3片，大枣4枚，生甘草9g，生麻黄9g，杏仁9g，生石膏30g，桔梗12g，厚朴15g，紫苏子12g，茯苓30g，鱼腥草30g，瓜蒌15g。3剂，水煎服，两小时服用一次。

二诊：2019年1月18日。

1月16日体温波动在37.2～38℃，此后热退，鼻塞、头晕头痛、恶风已，口微干苦，咽干，咳嗽痰白、质黏，纳可，大便已调，眠安。

辨六经：少阳阳明合病夹痰。

辨方证：小柴胡汤合半夏厚朴汤、桔甘汤加生石膏。

处方：柴胡 12g，黄芩 12g，清半夏 15g，太子参 12g，生姜 3 片，大枣 4 枚，生甘草 9g，桔梗 15g，生石膏 30g，厚朴 15g，紫苏子 12g，茯苓 30g，鱼腥草 30g，炙枇杷叶 12g。5 剂，水煎服，分两次服用。

随访咳嗽痊愈，体温正常。

医案分析：今年冬季流感患者较多，虽已排除流感，但时值期末考试前夕，故患儿家长甚是恐慌。服用退热药物，体温仍反复，因为患儿家长为我的老病人，故来就医。

先辨六经：鼻塞，头痛，有汗，恶风，为太阳病。

咽微痛，口苦，恶心，头晕，脉弦为少阳病。

咳嗽，咯白黏痰，量不多，纳可，大便两日未行，腹略胀，脉滑，舌质暗红、苔薄黄腻为阳明病。

综合辨证为太阳少阳阳明合病。

继辨方证：结合《伤寒论》第 96 条"伤寒五六日，中风。往来寒热，胸胁苦满，默默不欲饮食，心烦喜呕……小柴胡汤主之"，第 263 条"少阳之为病，口苦，咽干，目眩也"，可予小柴胡汤和解表里，桔甘汤清热利咽。

太阳阳明合病常用处方有麻杏甘石汤、大青龙汤、葛根汤加生石膏、桂枝二越婢一汤等，结合《伤寒论》第 63 条和 162 条"汗出而喘，无大热者，可与麻黄杏仁甘草石膏汤"。综合考虑表热和里热的程度，选择麻杏甘石汤；患者咳痰质黏考虑为痰热，予以半夏厚朴汤合生石膏、鱼腥草、瓜蒌清热化痰。

二诊时，患儿已热退身凉，表已解，唯有少阳阳明合病，故予以小柴胡汤合半夏厚朴汤、桔甘汤加生石膏化裁。

反思：《伤寒论》第 99 条"伤寒四五日，身热恶风，颈项强，胁下满，手足温而渴者，小柴胡汤主之"。提示三阳合病治从少阳，此为定法，但《伤寒论》中有柴胡桂枝汤与大柴胡汤方证，胡希恕老师解释此亦为定法。临床中有大量的三阳合治的医案报道，如小柴胡汤合葛根汤加生石膏，小柴胡汤合大青龙汤，小柴胡汤合麻杏甘石汤、柴葛解肌汤等。我们应灵活看待三阳合病的治法，应根据三阳病的轻重采取合治或独取。此案初诊为三阳合治，二诊表解，予以少阳阳明合治。

学习感悟：

别样的伤寒，别样的六经

我走出校门在临床上已经摸爬滚打了十几个年头，回过头来看，一路心酸坎坷，我相信只有中医人才能体会到个中滋味。因为对中医有着浓厚的兴趣和坚定的信仰，我在学校期间勤奋读书，学习成绩也算优秀，实习时也很刻苦，总想着能够像古代名医一样拯救苍生，这种英雄情结始终在心中萦绕。理想很丰满，现实却很骨感。

在踏入临床的头几年中，病房以西医治疗为主，中医药为辅，我慢慢觉得中医的梦想越来越遥远。可是由于热爱中医，我还在默默坚持，常常阅读各种先贤的经典著作，也在苦闷地思索原因到底何在。难道苍生大医只是一种文化符号？我带着这种疑问走过了好多年。

直到进入了急诊科工作，我开始独立作战，发现有些发热病人经过西医治疗效果不佳，我试探着应用经方，结果治愈了多例发热患者，患者觉得很神奇，我更觉得震撼，当时的心情现在还清晰地记得。我隐约感觉到《伤寒论》的价值所在，也认识到疗效是中医存亡的关键。

从那一刻起，我真切地认识到了《伤寒论》不仅仅是口号上的四大经典之一，她还活着，因为疗效还是非常好！于是我重新结合临床系统学习《伤寒论》，翻阅了许多大家的伤寒著作，也看了众多临床大家的讲课视频，我受到了很大启发，但是也增添了更多的困惑：同一个条文有不同的解释，两者甚至是矛盾的，"一人一伤寒，一家一仲景"，莫衷一是。在众多的医家中，我无意间看到了胡希恕解读伤寒，"六经来自八纲"使我眼前一亮，这与此前的解读完全不同。于是我如饥似渴地学习了胡老的相关著作，学完也治疗了许多患者，但是总感觉自己的理解还是不透彻。此后我在社区站工作了 5 年，在多种理论的指导下进行临床实践，也采用了多种治疗手段，比如针灸、推拿、理疗，积累了比较丰富的临床经验，有了自己的病人群体，但是总觉得中医的理论过于庞杂，彼此很难交流与沟通，这个瓶颈很难打破。

人之所病，病疾多；医之所病，病道少。也就是在这个困惑的阶段，我知晓了鲍艳举老师的第二期线下班，于是我就报名参加了。因为在职，没有全部听完，之后听的现场录音。仅仅几天的授课，让我有了醍醐灌顶的感觉，鲍老师的学医经历和困惑我能深刻地体会到，他的学习方法和临床魄力给了我很大启发。短短三个月时间，他在临床中每天的门诊量就可以破百，这种现象的背后就是鲍老师的六经辨证体系给予了支撑，还有他善于思考和善于抓住临床机会的能力所致，这正是我想学习的。

医生的存在是因为能够治好病人，老师的存在在于能教会学生，医生的老师的存在就是因为他能解除医生的困惑。"师者，所以传道授业解惑也"。鲍老师用自己的成才之路解除了我许多困惑，也让我有许多的共鸣。

客观地说，鲍老师的辨证体系已经在胡老体系基础上有所发展、有所扩充了，他详细地解读了每一经病的定义、诊断标准和临床应用，并加入了自己的临床思考。他更强调体系的重要性，在整体的基础上看待每一经病，治疗上既可以合治，又可以单刀直入，具有很大的灵活性。十大病机和方证极具特色，将教材中所学的知识融入进来，使六经体系的病机更加细腻，与之相对应的特异性方证更是实践所得。

六经体系落到实地还是要解决临床实际问题，鲍老师将临床常见病种系统总结出常用方证，让我们在疗效中体会六经体系。

鲍老师更是勤求博采，将针灸、针刀引入，在多个路灯下寻找打开疾病的钥匙！学习后解决了我很多困惑，让我系统地归纳了自己所学的各种理论，使之条理化，在临床中有了很大的理论自信。同时我也复制了很多有效病例，比如小柴胡汤合麻杏石甘汤合半夏厚朴汤治疗咳嗽，消风散合麻杏石甘汤治疗湿疹，柴胡剂合附子理中汤治疗脾胃病，柴胡剂合方治疗妇科病等。

学习经方一直在路上，很感恩遇到鲍老师，他让我认识了别样的伤寒，别样的六经！

天津王萍医案

郑某，男，6岁。

主诉：发热10余天，咳嗽5天。

现病史：10余天前患儿生日聚餐，转日出现发热，体温最高达38.6℃，鼻塞，咽痛，纳可，腹胀，二便可。曾于中医诊所治疗，予小柴胡汤加天花粉、生石膏1周，体温波动在36.8～37.8℃，出现咳嗽，痰少，不易咳出。查血常规、胸片无明显异常。

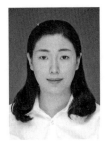

王萍

刻下症：下午体温37.6℃左右，自诉咽痛，喝中药时哭闹，头部会有微汗。舌红苔薄腻。

处方：小柴胡汤合麻杏石甘汤加陈皮、桔梗、鱼腥草、连翘，3剂，嘱温热服药，盖被出汗。另予大山楂丸1盒。忌生冷水果、饮食清淡。

服药2剂后，汗出热退，自诉大便较前通畅、量多，咽痛消失，仍偶有咳嗽，较前减轻，痰易咳出。予小柴胡汤合半夏厚朴汤加桔梗、鱼腥草、连翘5剂，咳嗽、咳痰消失，停药。嘱勿饮食过量及生冷。

小儿饱食后易伤风而出现发热、咽痛等感冒症状。

发热、无汗、咽痛、舌红苔腻考虑为太阳阳明少阳三阳合病。

中医诊所予小柴胡汤清少阳热，生石膏、天花粉清阳明热，而患者太阳表证未解，故发热不能退至正常。少阳热冲孔窍，出现咳嗽。患者服药时头部微有汗出，汗出不畅，表未解。此次就诊，我予小柴胡汤合麻杏石甘汤针对三阳合病，予桔梗、鱼腥草、连翘清热化痰，表解热退，症状消失。

小儿患病常起于食积生内热，予大山楂丸、保和丸等口感较好的成药，可以当作零食食用，同时忌食所有水果，保持清淡饮食，利于患者恢复。

河北（唐山）王海英医案

张某，女，29岁。

初诊日期：2018年11月28日。

主诉：胸闷、咳嗽7天。

现病史：受凉后出现咳嗽、胸闷，伴口干、口苦、腹胀。曾服用阿莫西林，效果不佳，曾在某医院输液治疗3天，仍咳嗽，并出现发热，要求中药治疗。查血常规结果无异常。

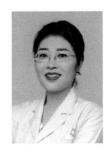

王海英

刻下症：听诊双肺有湿啰音，咳嗽，胸闷，口干，口渴，咽痛，苔白腻，大便干，小便调，脉浮。

辨证分析：口干、口渴、大便干属于阳明病，加生石膏、知母、大黄。

发热，脉浮，属于太阳病，麻杏石甘汤主之，口苦属于少阳病，小柴胡汤主之。咳嗽，有痰饮水湿用半夏厚朴汤。嗓子疼加桔梗、蒲公英。

处方：小柴胡汤、麻杏石甘汤、半夏厚朴汤加减。

柴胡20g，黄芩10g，清半夏10g，大枣10g，党参10g，甘草10g，生麻黄5g，杏仁10g，生石膏30g，厚朴30g，茯苓30g，紫苏子20g，桔梗20g，蒲公英20g。

疗效：服7剂后胸闷、咳嗽、口干、腹胀消失，大便调。

山东（寿光）汤玉萍医案

患者，男，55 岁。

初诊日期：2019 年 4 月 15 日。

主诉：咳嗽、胸闷 1 个月。

刻下症：外感后鼻塞、胸闷、咳嗽、痰多、咳吐黄痰，服用抗生素、止咳药。口干、口苦，舌淡红，苔黄腻。大便调。

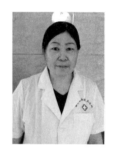

汤玉萍

辨证分析：鼻塞、胸闷属于太阳病。

口苦、苔黄腻属于少阳病。

口干、咳嗽、咳痰属于痰热内蕴之阳明病。

处方：柴胡剂加麻杏石甘汤加半夏厚朴汤。

柴胡 30g，黄芩 10g，半夏 10g，党参 10g，生姜 10g，大枣 10g，甘草 10g，麻黄 5g，杏仁 10g，生石膏 60g，厚朴 30g，茯苓 30g，紫苏子20g，瓜蒌 20g。5 剂，日 1 剂。

二诊：咳嗽减轻，痰多。原方加苇茎汤，继续服用 5 剂。

——— 辽宁（沈阳）李小丹医案 ———

孙某，女，11 岁。

初诊日期：2019 年 6 月 15 日。

刻下症：患者因外出受凉，反复发热 2 天，咳喘，无汗，头疼，全身疼，口干，咽痛，舌苔黄腻，大便 3 天未解，脉数。

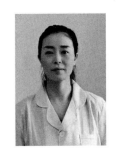

李小丹

处方：大柴胡汤合麻杏石甘汤加桔梗、鱼腥草。

嘱咐患者服药的同时喝热粥、盖被子，下午 5 点电话回访，患者体温 37.5℃，大便已解，精神状态好，调养 2 天，体温正常。

之后再调方 5 剂：大柴胡汤合桂枝茯苓丸，病痊愈。

患者家属代诉：该患者出生 7 个月后经常生病住院，治疗时采用静脉输液、雾化等。患者 11 岁了，几乎没去过几天学校，前几天刚出院，经朋友介绍来我诊室，既往有哮喘、心肌炎、心律不齐病史，身体消瘦，易感冒，过敏体质。

近两年来定期调理，现在孩子状态很好，正常到学校学习，体重增加，哮喘痊愈，心律正常，今年父母赠送锦旗表示感谢。

学习感悟：自从跟随鲍老师学习以后，如鱼得水，鲍老师的六经辨证能让我准确辨证论治。一路走来，特别感谢鲍老师的谆谆教导。鲍老师要求我们首先要打好基本功，六经中每一条我都认真理解，字字斟酌，深深刻在脑海中。其次，临床中完全大热大寒的患者实属不多，更多的是寒热错杂证，我忘不了鲍老师的教诲，"漫言变化千般状，不外阴阳表里间"，无论病情多么复杂，按照鲍老师六经体系抓主证，通过剂量调整对症论治。回访患者，疗效都很显著，我也得到了当地老百姓的认可。中医是一门奇妙的科学，运用六经辨证体系使我的诊治更准确，思维更敏捷，感谢恩师，我会一直跟随鲍老师把中医文化发扬光大。

哮喘篇

鲍艳举老师带教医案

高某，男，42 岁。

主诉：哮喘 2 年。

现病史：2 年前无明显诱因出现哮喘，经外院诊断为支气管哮喘，冬春发作，发作时胸闷，气短，呼吸困难，十分痛苦，西医院给予哮喘气雾剂治疗，亦请多名中医大夫诊治，也未见效果，经朋友介绍前来就诊。

刻下症：喘闷，昼轻夜重，咳嗽，口干，便秘，偶有头疼，身体疼痛，舌苔厚白略黄，边尖红。

辨证分析：胸胁满闷，口干，大便秘结，舌苔厚白略黄，边尖红，伴有头疼、身痛，考虑为太阳少阳阳明合病证。

大柴胡汤合麻杏石甘汤解表清里热；患者无痰饮证候，且昼轻夜重，多属瘀血为害，故合用桂枝茯苓丸清热化瘀，加陈皮理气健脾，蜜桑白皮以泻肺平喘，蛤蚧纳气平喘。

处方：大柴胡汤合麻杏石甘汤合桂枝茯苓丸加减。

柴胡 15g，黄芩 10g，清半夏 6g，生大黄 10g，麸炒枳实 15g，白芍 30g，甘草 10g，生姜 10g，大枣 15g，桂枝 8g，炒杏仁 10g，茯苓 30g，桃仁 30g，牡丹皮 15g，陈皮 30g，蜜桑白皮 30g。颗粒剂冲服，日 1 剂。

服用 28 剂后，患者未发作哮喘，咳嗽、喘闷、口干、便秘均减轻。

山东（泰安）刘翠红医案

刘某，女，46岁。

初诊日期：2018年11月4日。

现病史：过敏性哮喘19年。随身携带硫酸沙丁胺醇气雾剂，每遇到刺激性气味（香水、汽油等）、空调风就发作。每到冬天胃部就怕冷，有紧缩感。生气后加重哮喘症状。

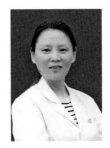

刘翠红

刻下症：口不干，有时口苦；纳差；眠差；大便黏滞（天天有大便）；易生气，焦躁；打嗝；咳吐白痰带泡沫。遇到刺激性气味就会发作，憋闷，必须要吸雾，随身带着。月经1个月来3次。舌红苔黄，有散在瘀点瘀斑。脉沉有力。听诊双肺明显哮鸣音。

诊疗分析：口苦，咳嗽，易生气，焦躁，故诊断为少阳病，取小柴胡汤。

咳吐白痰带泡沫，双肺明显哮鸣音，我用半夏厚朴汤合麻杏石甘汤。

哮喘时间过久，肺络受损有瘀血，加桃仁。

加用抗过敏药和止咳药——白果、紫菀、防风、乌梅、桑白皮。

治疗思路：①口服中药汤药；②针刀治疗；③外涂鼻炎膏。

处方：柴胡20g，黄芩10g，半夏10g，党参10g，生姜3片，大枣10枚（掰开），炙甘草10g，厚朴25g，陈皮20g，茯苓30g，炒紫苏子10g，蜜麻黄10g，杏仁10g，石膏20g，桃仁20g，白果10g，蜜紫菀10g，防风10g，乌梅15g，蜜炙桑白皮15g。取3剂，水煎口服，1日1

剂，1天2次。

中医外治法：在第4、5颈椎处点刺拔罐放血。

二诊：2018年11月9日。

刻下症：口干，无口苦，纳差；大便通畅；眠差；早上起来有黄痰，白天是带泡沫的白痰。憋闷，咽痒，舌红苔黄，有瘀暗。

处方：柴胡15g，黄芩10g，半夏10g，党参10g，生姜3片，大枣10枚（掰开），炙甘草10g，厚朴25g，陈皮20g，茯苓30g，炒紫苏子10g，麻黄10g，杏仁10g，石膏20g，桃仁30g，防风10g，木蝴蝶10g，白鲜皮15g，乌梅20g，鱼腥草15g，蜜炙枇杷叶15g，蜜炙桑白皮15g，苍耳子15g，细辛3g。3剂，水煎口服，1日1剂，1天2次。

三诊：2018年11月14日。

症状缓解但还是有痰。

处方：柴胡15g，黄芩10g，半夏10g，党参5g，生姜3片，大枣5枚（掰开），生甘草10g，厚朴25g，陈皮20g，茯苓30g，炒紫苏子10g，生麻黄10g，炒杏仁10g，石膏30g，炒桃仁30g，防风10g，荆芥10g，木蝴蝶10g，乌梅20g，鱼腥草20g，蜜炙枇杷叶20g，蜜炙桑白皮20g，射干10g，地龙10g，白果10g，生薏苡仁30g，桔梗15g，冬瓜子25g，葶苈子15g，苍耳子20g，细辛3g，辛夷花10g（包煎）。取3剂，水煎口服，1日1剂，1天2次。

四诊：2018年11月20日。

刻下症：口干，早上起来略有口苦；纳差；大便通畅；舌红苔黄，有瘀暗。早上起来无黄痰，少许白痰，憋闷好转，咽痒。

处方：柴胡15g，黄芩10g，半夏8g，党参5g，生姜3片，大枣5枚（掰开），炙甘草10g，厚朴20g，陈皮15g，茯苓30g，炒紫苏子10g，生麻黄10g，炒杏仁10g，生石膏20g，炒桃仁30g，荆芥10g，防风10g，木蝴蝶10g，乌梅20g，鱼腥草20g，蜜炙枇杷叶20g，蜜炙桑白皮20g，射干10g，地龙10g，白果10g，生薏苡仁30g，桔梗15g，冬瓜子 20g, 葶苈子 15g, 苍耳子 20g, 细辛 3g, 辛夷花 10g（包煎）, 蜂房 5g, 炒僵蚕 10g。取 3 剂, 水煎口服, 1 日 1 剂, 1 天 2 次。这次同时配合针刀疗法。

五诊：2018 年 12 月 4 日。症状好转, 偶有喘。

处方：柴胡 15g, 黄芩 10g, 半夏 8g, 党参 5g, 生姜 3 片, 大枣 10 枚（掰开）, 炙甘草 10g, 厚朴 20g, 陈皮 15g, 茯苓 30g, 炒紫苏子 10g, 生麻黄 10g, 炒杏仁 10g, 生石膏 20g, 炒桃仁 30g, 荆芥 10g, 防风 10g, 木蝴蝶 10g, 乌梅 20g, 生鱼腥草 20g, 蜜炙枇杷叶 20g, 蜜炙桑白皮 20g, 射干 10g, 地龙 10g, 白果 10g, 生薏苡仁 30g, 桔梗 15g, 冬瓜子 20g, 葶苈子 15g, 苍耳子 20g, 细辛 3g, 辛夷花 10g（包煎）, 生姜 3 片, 蜂房 5g, 炒僵蚕 10g, 麸炒枳实 15g, 香附 20g, 桂枝 5g, 赤芍 15g。取 3 剂, 水煎口服, 2 天 1 剂, 1 天 2 次。

随访痊愈, 从此以后没有再吸雾, 月经一直正常, 闻到异味也没有发作哮喘, 配中药香囊挂到患者的卧室, 睡眠恢复正常。

学习感悟：六经辨证体系, 简单易学好懂。但是说简单也简单, 说难也难。简单无非是六经的排列组合。太阳少阳合病, 太阳阳明合病, 阳明少阳合病, 太阳阳明少阳合病, 这是三阳经之间的合病。同理三阴经也可以单独存在, 像三阳经合病一样。也就是"阴就是阴, 阳就是阳"。第三种情况说难也难, 说不难也不难, 就是阴经和阳经同时合病。也就是我们经常说的寒热错杂之厥阴病。一句话来概括, 在辨证论治的基础上, 无非是辨出寒热, 更无非是辨证出寒和热的侧重点而已。在治疗期间, 六经是发生变化的, 这就是我们让患者服用几剂药之后开始进行调方换药的原因。以上是我跟师以来学以致用后对六经的体会。

鲍老师讲课时经常说的一句话："漫言变化千般状, 不外阴阳表里间。"此中有真谛。

山东（泰安）梁孝凯医案

　　患者患哮喘病 5 年，7 天前因咳嗽、喘憋、双肺满布哮鸣音就诊，给予消炎、平喘、化痰、雾化等方式，并给予氢化可的松龙，症状有所缓解，但还是喘憋，双肺有哮鸣音。起初患者不愿服用中药，不相信中医，因其有 5 年哮喘病史，喝过很多医生的中药，效果均不明显。经过和患者沟通，患者表示愿意服中药，但说只拿 3 剂。

　　现症见咳嗽，咳黄痰，双肺哮鸣音，眼干涩，咽痛，口干，口渴，饮食可，二便调，舌苔白腻，脉滑数。辨证为少阳太阳阳明合病，给予小柴胡汤加桂枝茯苓丸加麻杏石甘汤加减。

　　处方：柴胡 30g，黄芩 10g，清半夏 10g，党参 10g，大枣 15g，生姜 10g，甘草 10g，牡丹皮 10g，桃仁 20g，白芍 30g，麻黄 3g，杏仁 10g，石膏 30g，桑叶 30g，菊花 30g，桔梗 20g，鱼腥草 30g，枇杷叶 30g，陈皮 20g。

　　水煎服，3 剂，每日 1 剂。

　　二诊：患者说喝了 1 剂就感觉好多了，双肺哮鸣音减轻，后调理 1 个月症状稳定。

腹泻篇

鲍艳举老师带教医案

章某，女，32 岁。

初诊日期：2011 年 7 月 10 日。

主诉：低热伴腹泻 3 天。

现病史：患者 3 天前与同事一起野外游玩，吃了烧烤，亦喝了冰镇饮料，当时仅有胃脘部胀满不适感，回家后即出现呕吐、腹泻、恶寒、低热，在药店买了两盒藿香正气水，服用 3 天，症状仍不见好转，且腹胀满及疼痛有加重的趋势，因时有呕吐，故未服用其他药物，经人介绍，前来诊治。

刻下症：恶寒、低热，体温徘徊在 37.5℃～38.3℃，汗出，动则加重，乏力，时有呕吐，口中和，无口干渴，胃脘胀满不适，时有隐痛，纳差，仅喝少量热稀粥，大便质稀，3～5 次／日，小便调，舌淡红，苔薄白，脉浮细无力。

辨证分析：患者恶寒、低热、汗出、脉浮，考虑为太阳病。

大便质稀、胃脘胀满不适、时有隐痛、纳差、脉细无力，考虑为太阴病。

综合辨证为太阳太阴合病。

对于该病的治疗，我当时想到了两个方子，一个是藿香正气散，因为现在是夏季，又有呕吐、腹泻、恶寒、低热，让人很容易就想到这个方子。但患者舌苔薄白，不是特别的厚腻，湿气不是很重，且患者表证比较明显，所以我当时就感觉不像是这个方证。忽然又想起来患者诉

"曾服用藿香正气水 3 天无效"，所以我就更加坚定地把藿香正气散给排除了。

第二个方子就是桂枝人参汤，其实质就是理中汤加桂枝，治疗太阳太阴合病的"协热下利"证，正如《伤寒论》第 163 条提出的："太阴病，外证未解而数下之，遂协热下利，利下不止，心下痞硬，表里不解，桂枝人参汤主之。"

故予桂枝人参汤，因患者表证明显，我就把一味桂枝改为桂枝汤原方，方中桂枝汤调和营卫，防止恶寒、发热、汗出，人参汤（即理中汤）温中补阳以止腹泻，又用炮姜加强温中之功（温中则能止呕），因患者胃脘胀满明显，又加一味陈皮理气消胀。

处方：桂枝人参汤加炮姜、陈皮。

桂枝 10g，白芍 10g，生姜 10g，炙甘草 6g，大枣 10g，干姜 10g，炮姜 10g，党参 10g，苍术 12g，陈皮 15g。5 剂，水煎服，日 1 剂。

疗效：患者服用 2 剂后腹泻即止，又继服 3 剂，恶寒、发热、汗出消失，无乏力，纳食正常。

广东（揭阳）徐名伟医案

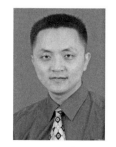

徐名伟

吴某，男，69岁。

主诉：反复腹泻3年余。

现病史：患者3年前无明显诱因出现腹泻，排黄水样便，每日10余次，量少，伴黏液，无脓血便，伴里急后重，偶有腹痛，无腹胀，无恶心，无呕吐。2年前曾行肠镜检查发现肠息肉，予内镜下切除息肉后腹泻较前好转，数日后再次出现腹泻，症状如前。食欲可，睡眠差。近3月体重减少3公斤。

刻下症：口干，偶有口苦，舌苔薄黄，脉弦。

辨证分析：该患者口干，偶有口苦，舌苔薄黄，考虑少阳病。腹泻3年余考虑太阴病。

综合考虑，患者为少阳太阴合病。

处方：柴胡15g，黄芩10g，姜半夏10g，党参10g，炙甘草6g，干姜10g，炮姜10g，生龙骨20g，生牡蛎20g。共7剂，水煎服，日1剂。嘱忌食生冷、油腻、辛辣刺激之品。

疗效：患者服药后，大便减少至每日1次，再予服用7天后，自觉食欲睡眠好，体重增加1公斤。

——— 陕西（咸阳）赵松庆医案 ———

高某，女，64 岁。

初诊日期：2018 年 9 月 20 日。

主诉：腹泻每日 6～8 次，持续 10 月余。

现病史：患者于 10 个月前无明显原因出现胃脘部发凉并伴有腹泻，每日 6～8 次，进食半小时后即出现腹泻，为稀水样便。曾在当地某二甲医院、三甲医院就诊，查肠镜报告为"结肠炎"，在门诊及住院部接受西医治疗，治疗效果不佳，目前仅能进食面糊、米粥，经朋友介绍前来寻求中医治疗。

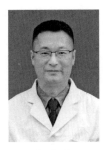

赵松庆

刻下症：胃寒、怕冷、口苦、口干，胃脘部发凉、脘腹胀满，纳差，腹泻稀水样便，每日 6～8 次，舌淡苔薄白，边有齿痕，脉沉细无力。

辨证分析：口苦、口干，考虑为少阳病，畏寒、怕冷，胃脘部发凉、脘腹胀满，纳差，腹泻稀水样便，舌淡白边有齿痕，脉沉细无力考虑为太阴病。

处方：柴胡桂枝干姜汤合平胃散加减。

柴胡 16g，桂枝 10g，肉桂 6g，干姜 20g，炮姜 20g，黄芩 10g，天花粉 20g，生牡蛎 25g，炙甘草 10g，厚朴 20g，陈皮 20g，制附片 20g，补骨脂 10g，焦山楂 30g，神曲 30g，炒麦芽 30g。

7 剂，每日 1 剂。

二诊：2018 年 9 月 27 日。

疗效：无口苦，口干较前好转，胃脘部发凉及胀满减轻，纳差较前好转，腹泻稀水样便，每日 3～5 次。干姜、炮姜各 20g 改为各 30g，制附片由 20g 改为 30g。

三诊：2018 年 10 月 8 日。

疗效：略感口干，胃脘部发凉消失、胀满较前明显减轻，大便每日 1～2 次，已成形。后以上方 7 剂，病愈。

学习感悟：要成为一名真正的中医，那就需要经历这三个过程——读经典，拜名师，做临床。本人非常有幸拜鲍艳举老师为师，认真系统地学习了《伤寒论》六经辨证体系，从临床纷繁复杂的症状及体征中，找到疾病的归经，准确地进行辨证，确定具体的治法及方药，临床上取得了较好的疗效。

—— 河北（丰宁）褚倩侠医案 ——

张某，男，42岁。

初诊：2019年1月4日。

主诉：大便稀溏1年。

现病史：患者诉既往肠胃不好，近1年加重，出现大便稀溏，每日3～5次，晨起必解不成形大便，如饮冷或外食即排稀水便数次，腹胀，下肢怕凉，口干微苦，无咽痛，舌淡红苔薄白，脉弦细重按无力。

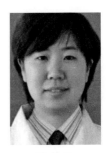

褚倩侠

刻下症：大便稀溏，口干微苦，舌淡红苔薄白，脉弦细重按无力。

辨证思路：患者大便稀溏1年，每日3～5次，如饮冷或外食即排稀水便数次，腹胀，下肢怕凉，属太阴里虚寒证。

口干微苦，舌淡红苔白腻，脉弦细，属少阳病。

患者上热轻而下寒重，为寒热错杂之症。

诊断：太阴少阳合病。

治则：和解少阳，温中止泻。

处方：柴胡桂枝干姜汤合理中丸。

柴胡12g，黄芩6g，桂枝8g，干姜8g，生龙骨15g，生牡蛎15g，天花粉15g，麸炒白术10g，炮姜8g，党参10g，清半夏10g，生姜10g，炙甘草6g，大枣10g，陈皮10g，厚朴12g。

7剂，1日1剂，水煎服。

二诊：2019 年 1 月 12 日。

服药效果明显，7 天后，大便稀溏明显好转，大便每日一次，成形，腹胀减轻。效不更方，继以原方加减调理 2 周，大便正常，即停药。嘱忌生冷刺激食物。

【按语】

本患者属于寒热错杂，因太阴病比较明显，故用柴胡桂枝干姜汤合理中丸，理中丸温中止泻，加用炮姜增强温中之功。小柴胡汤中党参、半夏、炙甘草、生姜、大枣又有健胃之功，故合用。腹胀加陈皮、厚朴，取平胃散之意。临床上大便稀溏的病人，因为找不到好的治疗方法，往往患病的时间比较久，病情亦比较复杂，治疗上应该仔细观察，避免遗漏隐匿的病机。

学习感悟：从前有一首诗广为流传，名叫《临床困惑客》：

困惑临床客，

评人废话多。

曲解医经半卷书，

坐井说天阔。

谈笑解万病，

宇宙全囊括。

临证束手无策时，

怒指书中错。

感觉这里面说的就是以前没学经典中医的我，自从参加了鲍老师的传承班，我从一个空有中医理论的中医人，到现在日诊数十人，掌握辨证系统以后在治疗临床常见病、多发病的时候更得心应手，治疗少见病、疑难病也有自己的思路。形容一下，我带着六经辨证的思维框架，就像学会了"吸星大法"，把各家学说吸收过来为我所用，迅速切中病机，精准诊断用方，临床总有效率高达 80% 以上，不仅为患者解除病痛，还提高了自己的知名度，提高了中医理念在患者中的认可度和信心，彰显了中医学的魅力！鲍老师带我领略了中医之美，带我们遁入中医之门！美哉！中医！

山东（潍坊）吴汉利医案

祝某，男，63 岁。

主诉：胃脘部隐痛，腹泻 20 余年。

现病史：20 余年前，患者出现胃脘部隐痛，腹泻，大便稀溏，无脓血，有时腹胀，食欲好，喜食辛辣之品，但食用后腹泻加重，不喜冷食，无口干口苦，曾就诊于某医院，行肠镜检查，诊断为"慢性肠炎"，自服"PPA、肠炎宁、蒙脱石散"等药物治疗，腹泻时好时坏，近期腹泻加重，为求中医诊治来诊。

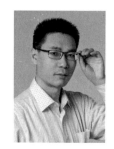

吴汉利

刻下症：腹部胀满，胸闷明显，同时腹泻，为稀水样便，无脓血，每日 20 余次，夜间明显，饮酒及进食生冷食物后加重，腹泻时隐痛，无反酸，纳可，体形消瘦，口中和，无口干苦，眠差，二便调。舌淡白水滑，苔薄白，脉沉弦细无力，以关脉为甚。

辨证分析：患者胸闷、腹胀满、脉弦，考虑少阳病，方选小柴胡汤和解少阳。

患者稀水样腹泻，夜间明显，进食生冷食物后加重，舌淡白，无口干苦等热象，考虑太阴病。选用桂枝汤加"三姜"，重用干姜、炮姜。

首先患者脉沉细无力、舌淡白水滑，苔薄白，提示患者脾胃虚弱、水饮内停，所以出现胃脘部胀满、时有隐痛等症状。

水饮上冲致胸闷，加用茯苓。

另外加用紫苏梗宽胸理气。

同时加用炒麦芽、鸡内金、陈皮，顾护脾胃。

结合病人腹泻明显加用艾叶炭、生地炭，同时加用西药缓泻制剂蒙脱石散。

处方：桂枝汤合小柴胡汤加"三姜"、艾叶炭、生地炭、茯苓、鸡内金、麦芽。

桂枝 20g，白芍 15g，柴胡 25g，苏梗 15g，黄芩 10g，党参 15g，姜半夏 10g，炙甘草 15g，生姜 15g，干姜 15g，炮姜 15g，大枣 15g，艾叶炭 30g，生地炭 30g，茯苓 30g，炒麦芽 30g，鸡内金 30g，陈皮 30g。3 剂，水煎服，日 1 剂。忌食辛辣、刺激、生冷之品。

蒙脱石散每次 2 包，每日 3 次。

疗效：患者服完 3 剂后，腹泻减至每日 5～6 次，胃脘部疼痛缓解，偶有胸闷，上方继服 5 剂，大便调，日行 1 次，胸闷缓解，舌苔水滑转为薄白，脉象较前有力，患者无明显不适，1 周后体重增加 1 公斤，病告痊愈。

咽痛篇

鲍艳举老师带教医案

徐某，女，23 岁，学生。

初诊日期：2007 年 1 月 20 日。

主诉：低热 8 天。

现病史：患者 8 天前受凉后出现发热、恶寒等症状，就诊于某医院急诊科，给予退热、抗感染等对症治疗后，热势减退，呈低热状态，晨起干呕明显，伴有咽痛、口干渴、饮水较多。他医予小柴胡颗粒治疗 5 天后无效，请余诊治。

刻下症：低热，自测体温 37.6℃，乏力，口干渴欲饮，咽痛，咳黄痰，晨起刷牙时干呕明显，无恶寒，口苦，二便调，食纳不佳，眠可，舌质淡红，苔薄白，脉弦细。

该患者是外感发热，由于误治而出现低热不退。其最主要的症状之一就是晨起干呕、口干明显。干呕是小柴胡汤四证之一，《伤寒论》第 10 条："伤寒，中风，有柴胡证，但见一证便是，不必悉具。"见"干呕"这一证便可给予小柴胡汤，但仍然要结合患者的整体情况而用药。患者由于"血弱气尽腠理开"，外感病邪不解，传入半表半里，而出现干呕、乏力、咽痛、纳呆、低热不退。

患者咽痛、口干渴欲饮、偶咳黄痰，是邪陷里证之阳明病。临床上常见的半表半里实热证的少阳病，既可由表证传来，也可由里实热之阳明病"助燃愈盛"。假如不从根源上"釜底抽薪"治疗里实热之阳明病，半表半里实热之少阳病就不能从根本上解决。

综上所述，该患者六经辨证为少阳阳明合病，其方证为小柴胡汤加生石膏、桔梗、生薏苡仁。

方中还加用桔梗，取桔梗汤之意，可以祛痰排脓、化痰止咳。笔者治疗兼有咽痛、咳嗽的少阳病，常在柴胡剂的基础上加用桔梗、生薏苡仁以加强祛痰排脓之功，算是相对固定的"药对"。

处方：柴胡 12g，黄芩 10g，清半夏 12g，党参 10g，炙甘草 6g，生石膏 45g（先煎），桔梗 10g，生薏苡仁 18g，生姜 10g，大枣 10g。

方中小柴胡汤和解少阳，生石膏清解阳明里热，又用生薏苡仁、桔梗清热化痰，排脓利咽。结果，患者服用 1 剂后低热症状消失，咽痛亦明显减轻，又服用 1 剂，诸症消失。

—— 河北（怀来）吴志鹏医案 ——

郝某，女，37岁。

初诊日期：2018年11月17号。

现病史：因咽喉疼痛到医院检查，B超显示，甲状腺弥漫性病变伴左右多发实性结节，双侧颈部多发淋巴结节肿大。喉镜显示急性扁桃体炎，鼻咽肿胀可见脓性分泌物。

刻下症：口干渴，口苦，咽痛发干，查扁桃体充血红肿伴分泌物，舌质红苔黄，眼干涩，前额痛，耳鸣，纳可，眠可，二便调，脉弦滑。

辨证分析：口干渴，口苦，咽痛发干，舌质红苔黄，眼干涩，前额痛，耳鸣，脉弦滑，考虑少阳阳明热证。

眼干涩，前额痛，耳鸣，为少阳阳明热上冲所导致，用小柴胡汤和解少阳，白虎汤清解阳明之热，因存在甲状腺结节及淋巴结肿大，加消瘰丸软坚散结，加夏枯草、连翘解毒散结，扁桃体化脓肿大，加桔梗、薏苡仁、蒲公英、黄连，清热排脓，加菊花清头面之热。

处方：柴胡30g，黄芩15g，清半夏10g，党参10g，生甘草10g，生姜10g，大枣10g，知母15g，石膏30g，玄参15g，牡蛎30g，龙骨30g，浙贝母15g，桔梗30g，薏苡仁30g，蒲公英30g，黄连6g，夏枯草30g，连翘30g，菊花30g。

二诊：咽痛减轻，眼干涩、额痛、耳鸣消失，依然口干渴。继续用原方加石膏到60g。

三诊：自述还是口干，增石膏到100g。

四诊：症状大减，减石膏为80g。嘱患者服完复查。

山东（济宁）李亚子医案

患者，男，5岁。

主诉：嗓子疼1周。

现病史：患者于1周前因风寒感冒诱发扁桃体发炎，体温最高39.5℃，于当地诊所输液头孢3天。体温已降至正常，但扁桃体仍然肿大，鼻塞。

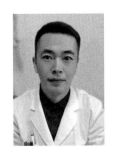

李亚子

刻下症：扁桃体Ⅲ度肿大，既往腺样体肥大，鼻窦炎。眠可，睡着后经常打呼噜，大便干。舌红苔黄。

辨证分析：患者反复感冒，患有鼻窦炎，为太阳证。

大便干为阳明证。

由于患者反复感冒，治疗又不正确，导致病邪郁结于半表半里，形成少阳之病。

综上考虑，我辨证为太阳少阳阳明三阳合病。予麻杏石甘汤合小柴胡汤加大黄、桔梗、生薏苡仁、连翘、夏枯草、辛夷、金银花。

处方：麻黄9g，杏仁10g，生石膏30g，生甘草10g，辛夷10g，生大黄6g，连翘30g，夏枯草30g，桔梗20g，生薏苡仁30g，柴胡30g，黄芩10g，清半夏10g，党参10g，生姜10g，大枣10g，金银花20g。

患者服用1周后，大便通畅。嗓子也不疼了。鼻塞症状也减轻了。

二诊：患者家长非常满意，要求给孩子治疗腺样体、扁桃体肥大。我在上方的基础上加玄参20g，浙贝母20g，生牡蛎15g。继续服用

1周。

三诊：患者以上症状全部减轻，鼻塞症状也好转，去掉麻杏石甘汤。由于患者大便也正常，把大黄也去掉。

处方：连翘30g，夏枯草30g，玄参20g，浙贝母20g，生牡蛎15g，陈皮30g，桔梗20g，辛夷10g，柴胡15g，清半夏10g，党参10g，黄芩10g，生姜10g，大枣10g，生甘草10g。此方连续服用两个月。

由于此前这个孩子在医院检查扁桃体和腺样体，医院都建议做手术治疗，家长不想让孩子做手术。自从我接诊孩子之后，用中药给孩子调理了3月。家长非常满意，孩子睡觉也不打呼噜了。扁桃体由原来的Ⅲ度肿大变成现在的Ⅰ度肿大。

学习感悟：认识鲍老师之后，我最大的感悟就是选择大于努力，鲍老师就像我人生当中的灯塔一样，原来我一直在大海中漂泊，直到遇到鲍老师并跟随其学习六经辨证之后，我干中医才有了方向，价值得到了提升，生活完全改变，真的很感恩鲍老师！我在跟鲍老师学习之前，本打算用十年的时间来学习中医，没想到两三年就已经达到可以"天马行空、独来独往"的境界了！再次感恩明师引路！

疮疡湿疹篇

鲍艳举老师带教医案

陈某，男，41岁。

初诊日期：2012年3月13日。

主诉：背部疮疡3月余。

现病史：近3月来，患者无明显诱因出现背部多发疮疡，色鲜红，根盘坚硬，部分上覆白色脓点，部分暗红，最大的有0.5cm×0.8cm，时有疼痛，患者经人介绍，前来找中医诊治。

刻下症：背部多发疮疡，色鲜红，根盘坚硬，时有疼痛，口干，口黏，平素贪凉，每日必喝冰镇饮料，眼干，腿沉，乏力，纳可，眠可，小便色黄，大便不畅，黏滞量少，舌红，苔薄白腻，脉沉弦有力。患者既往有糖尿病病史，现注射胰岛素控制血糖。血压偏高，尤其是低压偏高，徘徊在85～95mmHg，未服用降压药。否认其他慢性病史。

该患者本身症状不是很多，并没有特别难受的症状，背部的疮疡自身并未重视，只是在家人的劝说下才来找中医调理。

我当时的辨证思路是：患者口干、口黏、饮冷、大便黏滞量少、舌红，考虑为里热之阳明病。

患者眼干、脉弦考虑为少阳病。另外，患者乏力、腿沉、舌红、苔薄白腻，考虑为湿热下注所致。

综合辨证为少阳阳明合病，兼有湿热下注。方选用大柴胡汤加白虎汤和解少阳、清热通腑以解阳明里热。因患者口渴明显，加一味党参，取白虎加人参汤之意，以生津液止渴。合用四妙散清热利湿。因患者疮疡色红，加一味金银花清热消痈。眼干，加一味菊花清肝明目。

处方：大柴胡汤合白虎加人参汤、四妙散、金银花、菊花。

柴胡 18g，黄芩 10g，生大黄 8g，枳实 10g，白芍 20g，半夏 10g，大枣 10g，生姜 10g，生甘草 5g，生石膏 45g（先煎），知母 30g，党参 10g，苍术 10g，黄柏 10g，川牛膝 15g，生薏苡仁 30g，菊花 30g，金银花 30g。7 剂，水煎服，日 1 剂。嘱忌食辛辣刺激、肥甘厚腻、生冷。

疗效：患者服完 7 剂后，背部疮疡颜色由鲜红色转变为暗红色，部分暗红色已转变成黑色，疼痛消失，未再有新发疮疡，口干渴、眼干、乏力较前明显好转，大便通畅。后继用柴胡剂、四妙散、猪苓汤、桂枝茯苓丸、白虎汤调理，患者背部疮疡消失若无。

内蒙古（包头）王伟医案

王某，男婴，7个月大。

现病史：患者无明显诱因面部、肩部、后背出现大面积湿疹，起先用中药外洗两天，有效果但湿疹还是没有完全褪去，孩子母亲上班，下班后母乳喂养，平时喂奶粉和稀饭。

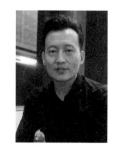

王伟

刻下症：偶有咳嗽，后背部大面积湿疹，颜色发红，孩子精神状态良好，吃得略少，眠可，大便平时一日一行，小便可，舌微红，苔薄白。

辨证分析：为太阳少阳阳明三阳合病，处方小柴胡汤合消风散，观其母舌红苔白腻，故合白虎汤。其母自服中药中含有大黄，故婴儿大便先不予处理。

处方：荆芥10g，防风10g，蝉衣10g，牛蒡子10g，柴胡30g，黄芩10g，半夏10g，党参10g，生甘草10g，大青叶30g，牡丹皮10g，生石膏30g，知母10g，陈皮30g，白鲜皮30g，生姜10g，大枣15g（掰开）。

荆芥、防风、蝉衣、牛蒡子疏风解表，小柴胡汤推陈致新，清少阳热兼照顾脾胃，白虎汤清阳明热，陈皮理气化痰。

2剂，2～3日1剂，1天3次，每顿一两勺即可。

同时配合外洗方：马齿苋30g，侧柏叶30g，土茯苓30g，苦参30g，黄柏30g，生甘草15g。温洗湿疹部位。

　　第 1 天吃了 1 次药，皮肤红色逐渐褪去，湿疹突起不再明显，效不更方，嘱其继续服用，留意大便情况。

　　6 日 2 剂，湿疹消退，病告痊愈。

　　这个医案就是我家二宝贝阿挺，在这里多说两句，小儿湿疹有时候和母亲怀孕期间饮食辛辣有关系，需要注意的是小儿湿疹应尽量少用西药膏。我家大宝端端以前也出过湿疹，以前用皮白精，抹上就好点，不抹就不好，完全除根更是不行。后来自己学了这个才知道，很多西药都含有激素，激素短期效果比较明显，但是长期疗效不一定理想。

　　另外，小孩子生病一定要注意他的精神状态和大小便情况，保证大便通畅对治疗小儿疾病有重要的意义。

天津王萍医案

吴某，男，66岁，2018年8月29日入院。

主诉：头部、躯干、四肢多处深在溃疡伴疼痛1周。

现病史：1周前患者多处皮肤弥漫潮红伴肿胀，随后出现多处溃疡，溃疡变深，面积扩大，部分溃疡创面结有黑色痂皮，上有大量黄色脓性分泌物，伴剧烈疼痛。既往银屑病病史10余年。

刻下症：皮肤可见散在银屑病皮损，鳞屑不多。头部、肩背部、上臂多处深在溃疡，甲片至小儿拳头大小，有黑色痂皮、黄色浓稠分泌物，疼痛而睡眠差。口苦口干，大便干燥，纳食可。舌红苔黄腻，脉弦。

予大柴胡汤合消风散加桃仁、红花7剂。

7剂后，疼痛减轻，皮损面积较前略减小，分泌物减少，病人满意。此时病理结果显示为坏疽性脓皮病，这是一种恶性的血管炎，专家会诊后建议转上级医院采用生物制剂治疗。患者因经济原因选择继续以中药为主进行治疗。以大柴胡汤、四妙散、桂枝茯苓丸等方剂加减使用2月余，溃疡愈合，疼痛消失，停药。

分析：患者口苦口干，大便干燥，舌红苔黄腻，脉弦，予大柴胡汤。既往有银屑病病史，口干、便干合消风散同用。深在溃疡，采用活血生肌的方法治疗，加用桃仁、红花。

西医病理诊断为坏疽性脓皮病时，中药治疗已经出现好转。无论是什么疾病，中医辨证论治通过四诊合参，调和机体，纠偏可治病。

山东（济南）刘利平医案

张某，男，66岁。

初诊日期：2019年6月20日。

主诉：双腋窝及大腿根部湿疹数年，加重1周。

刻下症：双侧腋窝及大腿内侧根部大片皮疹，面积约10cm×15cm，色鲜红，瘙痒甚，无渗出，按之稍硬，汗多，不怕冷，口干，口苦，能食，大便次数多，小便尚可，舌质红，苔黄腻，脉缓滑有力，关脉略弦。

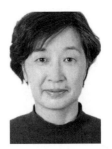

刘利平

辨证分析：双侧腋窝及大腿内侧根部大片红疹，瘙痒甚，为太阳病。

口干，汗多，不怕冷，能食，大便次数多、量少黏滞，舌红，苔黄腻，脉缓滑有力，为湿热内蕴之阳明病。

口苦，脉弦为少阳病。

总之为阳明少阳湿热，泛溢肌肤。

治疗方案：

1.消风散合小柴胡汤加减，色红加大青叶，瘙痒加白鲜皮、地肤子，皮疹按之稍硬加桃仁。

处方：荆芥15g，防风15g，炒牛蒡子15g，蝉蜕10g，石膏30g，知母15g，苦参6g，小通草10g，当归10g，生地黄20g，炒火麻仁30g，甘草10g，大青叶30g，白鲜皮15g，地肤子15g，柴胡30g，黄芩10g，炒桃仁15g。5剂，水煎服，日1剂。

2. 中药外洗。

处方：土茯苓 30g，蛇床子 30g，苦参 10g，白鲜皮 30g。3 剂，水煎外洗。

二诊：2019 年 6 月 25 日红疹已消，只留色素沉着，无明显不适，因要外出旅游故停药。

—— 吉林（延边）申昌龙医案 ——

李某，女，63岁。

初诊日期：2019年5月23日。

现病史：患者诉入夏后出现后背红疹、瘙痒，曾就诊于西医医院，给予氯雷他定口服，服药后症状略缓解，2日后症状再次发作，并较前加重，西医医院再次给予激素治疗，治疗7天，瘙痒症状时重时轻。患者为求中医治疗来我处就诊。

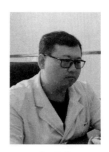

申昌龙

刻下症：后背部片状红疹，瘙痒，口干，眼干，纳寐可，小便调，大便干，舌质红，苔少，脉滑。

处方：荆芥10g，防风10g，蝉蜕10g，火麻仁30g，苦参5g，苍术10g，知母15g，石膏20g，牛蒡子10g，通草10g，当归10g，生地黄20g，甘草10g，麻黄3g，大青叶20g，牡丹皮15g，桃仁10g，红花10g，白鲜皮30g，徐长卿30g，地骨皮30g。水煎服，早晚温服。

嘱患者服药期间少食海鲜、腌制之品。

服用5剂时患者瘙痒症状减轻，口干症状略减轻。故上方中石膏增至30g，再服5剂，瘙痒基本缓解，红疹消退，口干明显缓解。去石膏再服7剂，病症好转。

此病例中最大的亮点为石膏的用量。该患者口干，大便干，考虑为阳明太阳合病，既要开表，也要清里热，故用麻黄开表，但里热必须用石膏，石膏用量足方可达到清里热的效果。但石膏为大寒之物，必须中病即止，不可长期服用以免伤脾胃。

学习感悟： 2018 年我有幸认识鲍老师，跟鲍老师学习已有 3 年，学习了六证辨证体系，学习后受益颇多，临床治疗有效率大大提升。之前对《伤寒论》的理解不到位，往往以方证形式使用，效果也比较稳定。自从学习了鲍老师的六经辨证后，对六经疾病的诊断思路更加清晰，用药准确，对合并多经的病证也能准确地把握使用。也通过学习掌握了如何去更有效地理解名医名家的病例，善于发现病例中的隐藏信息，更有效地挖掘信息，通过不断学习来提高自身的临床疗效。鲍老师也教给我们如何快速地取得患者信任。例如如何跟患者沟通，以及应该学会两条腿走路，不光掌握中药，还得会运用针灸、针刀等外科治疗，快速取得疗效，这样才能使患者更有信心，更坚持治疗，才能取得最终的成功疗效。

北京张华清医案

余某，女，43 岁。

初诊：2018 年 10 月 12 日。

现病史：双手指发痒 10 余年，多年来，先后在全国各大医院皮肤科进行治疗，但效果不佳，痛苦万分。经朋友介绍来诊治。

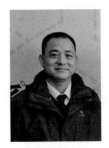

张华清

刻下症：双手指痒，皮肤开裂。口干渴、夜重。每次月经来乳胀，小腹胀，量正常，但有血块。腿沉，食可，二便调，舌暗红，苔薄黄腻，脉弦数。

辨证分析：每次月经来乳胀，脉弦，为少阳病，考虑小柴胡汤合四逆散。

太阳阳明合病，考虑消风散。

来月经时，小腹胀，有血块，舌暗红，为瘀血证，宜加桃仁活血，小腹胀，加厚朴、陈皮理气消胀。口干渴，脉数，腿沉，舌红，苔薄黄腻，为阳明病，考虑四妙散加生石膏。双手痒，加白鲜皮、地肤子止痒。

处方：小柴胡汤合四逆散、四妙散加减。

柴胡 15g，枳实 10g，白芍 15g，生甘草 6g，党参 8g，黄芩 6g，清半夏 10g，生姜 10g，大枣 15g，苍术 10g，黄柏 8g，川牛膝 15g，生薏苡仁 15g，白鲜皮 15g，地肤子 15g，桃仁 15g，牡丹皮 15g，厚朴 15g，陈皮 10g，石膏 30g（单包，先煎 30 分钟）。7 剂，水煎服，每日 1 剂，分 2 次服，饭后温服。

外洗方：土茯苓 15g，苦参 15g，黄柏 10g，侧柏叶 15g，蛇床子 10g，马齿苋 30g，枯矾 5g。每晚外洗 1 次。

疗效：服药 5 剂，腿沉缓解，双手痒大大改善。

二诊：2018 年 10 月 23 日。

药后，双手痒改善，现眠差。

效不更方。眠差，加龙骨、牡蛎重镇安神，加酸枣仁、五味子收涩养血安神。

外洗方同一诊。

疗效：共经二诊，服药 14 剂加外洗愈。

学习感悟：自从学习了鲍老师的六经辨证体系后，我对阴阳、表里、寒热、虚实的理解有了很大的转变，通过鲍老师总结的六经证候群表现，我能清晰地把它们辨别出来了，这使我获益颇多，也让我切实地体会到了六经辨证体系在整个辨证论治过程中的简单、准确、高效。

—— 辽宁（沈阳）李小丹医案 ——

刘楠，女，37岁。

初诊日期：2020年3月20日。

主诉：全身反复出现红色丘疹半年。

现病史：该患者全身反复出现红色丘疹，发痒，口苦，咽干，舌苔厚腻，大便干燥，月经两天干净，心烦，爱生气。

该患者非常痛苦，到处求医，治疗期间用药都有效，但还会复发，经朋友介绍来我诊室。

处方：消风散合麻杏石甘汤、桂枝茯苓丸。

月经期治疗7天，月经过后7天再治疗7天，连续治疗3个月，迄今为止未再复发，月经正常。

痤疮篇

鲍艳举老师带教医案

患者，女，25岁。

初诊日期：2011年11月20日。

主诉：背部痤疮反复发作1年余，加重3月。

现病史：近1年来，患者无明显诱因出现背部痤疮，尤其是肩胛骨两旁为甚，面部亦有少量痤疮，本以为是"青春痘"，未予重视。近3月来，患者无明显诱因出现痤疮加重，时有疼痛，根盘较硬，曾就诊于多家中医院皮肤科，服用清热解毒、活血祛瘀的药物均无效，今经人介绍前来诊治。

刻下症：背部痤疮，色暗红，时有疼痛，面部亦有少许痤疮，口干，乏力，无口苦，纳可，眠可，大便干，2～3日一行而无所苦，小便调，舌淡红，舌尖有少许瘀斑，苔薄白，脉沉细。该患者除了以上症状外，面色暗黄，无光泽。

对于年轻女性，若气色不好的话，往往月经也不好，为什么呢？因为月经不调往往会导致瘀血内停，反映到面部就是暗黄、无光泽，而这位患者舌尖还有少许瘀斑，我就更加肯定患者月经不调，量可能会比较少，颜色也可能很黑，还应该有血块儿，痛经。于是就问患者月经如何？该患者的回答与我的判断几乎一致，月经量少、色黑、有血块儿，而且痛经比较明显，每次月经来时都要吃止痛片。这下我就知道了患者背部及面部的痤疮与她的月经有关，具体来说是体内的瘀血所致。但笔者认为，若有多种病机，除了活血祛瘀之外，还要考虑其他的病机，采用并行治疗的方法，若单用活血化瘀的药物有可能无效。

对该患者的治疗应该重在调经、祛瘀，而不应该把眼光着眼于皮肤上的痤疮，因为痤疮只不过是"冰山一角"而已。患者背部及面部有痤疮，舌尖少许瘀斑，月经量少，色黑，有血块儿，痛经，考虑有瘀血内停，方选桂枝茯苓丸，重在活血祛瘀。因患者痛经明显，加一味炙甘草，取芍药甘草汤缓急止痛之意。再加一味刘寄奴，加强活血止痛之功。口干、大便偏干，考虑为瘀血郁久化热所致，加一味酒大黄，既能清热通便，又能活血祛瘀，可谓"一药两用"，同时加一味生石膏加强清热之功。因患者痤疮明显，加一味金银花，清热消痈。

处方：桂枝茯苓丸加炙甘草、生石膏、酒大黄、刘寄奴、金银花。

桂枝 10g，茯苓 30g，桃仁 15g，白芍 30g，牡丹皮 15g，炙甘草 10g，金银花 30g，刘寄奴 30g，生石膏 30g（先煎），酒大黄 5g。7 剂，水煎服，日 1 剂。嘱忌食生冷、油腻、辛辣刺激之品。

疗效：患者服完 5 剂后，恰逢月经来潮，痛经明显好转，少腹轻微胀痛，能正常工作，且未服用止痛药，经色较前鲜红，血块减少，月经量较前无明显变化。月经期继续服用 2 剂，背部及面部痤疮疼痛大减，颜色较前变暗，根盘变软，未再新发痤疮，大便通畅。后又以桂枝茯苓丸、当归芍药散、四逆散、逍遥散相继调理 3 月，已无痛经，月经量较前增多，背部及面部痤疮消失。

辽宁（沈阳）裴东医案

张某，女，27 岁。

初诊日期：2019 年 4 月 8 日。

主诉：面部痤疮 3 年，加重 1 个月。

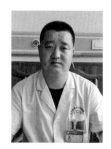

裴东

现病史：该患于 3 年前面部出现痤疮，时好时坏，部分有硬结，月经量少，月经后期，大便 4 ～ 5 日一行，平素喜食辛辣，近一个月由于休息不好，面部潮红不退，痤疮突然加重，于外院行中西医药物治疗，不见好转，经人介绍来我处就诊。

刻下症：面红肿，部分血丝清晰可见，痤疮伴发结节较为密集，大小不一，大便干燥，1 周未行，口干，口渴，口苦，心烦易怒，舌红苔黄腻，脉弦滑有力。

辨证分析：面部痤疮、色红、有硬结属太阳病。

便秘、口干属阳明病。

口苦、咽干、脉弦属少阳病。

综合辨证为三阳合病。

治疗原则：大柴胡汤加减，上热加金银花、连翘、大青叶，痤疮结节加山慈菇。

处方：大青叶 30g，菊花 30g，夏枯草 30g，连翘 15g，蒲公英 30g，金银花 30g，牡丹皮 15g，赤芍 15g，桑叶 30g，生龙骨 30g，生牡蛎 30g，山慈菇 20g，柴胡 30g，黄芩 10g，大黄 15g（后下），芒硝 20g，枳实 30g，白芍 20g，半夏 15g，大枣 6g，生姜 10g。5 剂。

患者服完 5 剂后大便每日 1～2 次，面部红肿消除，只是有轻微的红润，痤疮部分干瘪结痂，无新的出现，继服上方，减少大黄、芒硝用量，加桃仁活血，后期月经若仍不正常加用水蛭、土鳖虫。

学习感悟：我 2000 年毕业于中医学院，那时候很多医生崇尚输液、打针，"三素（抗生素、激素、维生素）一汤"的医学模式，基层上很少有人单纯用中药治病。上学期间我们学习主要以脏腑辨证为主，知识比较凌乱，我只是死记硬背了方剂和中医理论，所以即使开了几个方效果也不好，慢慢地也失去了信心。近些年大家都深知输液抗生素的危害，国家政策也在倡导运用中医治病的理念，所以又激发了我必须学好中医、用好中药的信念。正当因为学习踌躇莫展之时，我遇到了鲍老师。自此跟随鲍老师学习了六经辨证，门诊量由学习前每天能看一至两个患者，到现在每天日诊五十余人，我要真诚地感谢鲍老师。

学习鲍老师六经的体会：①执简驭繁。如果让我自己去读《伤寒论》，熟背六经，结果可能还是不会看病。没有鲍老师的指点，在临床上仍然是不知所措，错综复杂的条文不知道怎么理解。明显的寒热虚实可能都会看，但是疾病不是按着条文来得的，往往都相互夹杂，交揉在一起，如何识别出来是关键。通过跟师，鲍老师的理论能让我很快地进行八纲辨证、十大病机的分析，根据寒热虚实各占比例进行遣方用药，往往都效如桴鼓。②中医三板斧。结合现代人的生理病理特点，多以少阳气滞湿热为多，小柴胡汤的灵活运用可谓临床的一大法宝，思路清晰，易于掌握。③专病专方专药的应用更易于理解，通俗易懂。总之，跟随鲍老师学习给我指明了中医方向，一剂止二剂已的病历每天都能遇到，墙上不断增加的锦旗使我在医学的道路上更有动力。

河北（保定）刘倩医案

武某，男，12 岁。

初诊日期：2019 年 1 月 16 日。

主诉："青春痘" 3 年余，久治无效。

现病史：3 年前因参加比赛精神紧张出现"青春痘"，经多方治疗无效，经人介绍前来就诊。

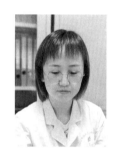

刘倩

刻下症：痤疮，底红，有白尖，前额及颜面遍布。口中和，二便调，舌淡，水滑苔。

辨证分析：痤疮为气滞、血瘀所致，苔水滑考虑痰饮、水湿内停。故用小柴胡汤加减。

处方：小柴胡汤合桂枝茯苓丸加减。

柴胡 30g，党参 10g，黄芩 10g，白芍 30g，枳实 10g，炙甘草 10g，桂枝 10g，茯苓 30g，牡丹皮 10g，桃仁 10g，大青叶 15g，金银花 10g，赤芍 20g，生姜 10g，大枣 15g。7 剂，水煎服，日 1 剂。嘱忌食辛辣、刺激、生冷之品。

二诊：2019 年 1 月 24 日。

刻下症：无新起痤疮，有红印，考虑湿热，遂加四妙散加减。

处方：柴胡 30g，黄芩 8g，半夏 10g，党参 10g，甘草 10g，生姜 10g，大枣 15g，苍术 10g，黄柏 5g，薏苡仁 24g，牛膝 10g，大青叶 15g，金银花 10g，赤芍 30g。7 剂，水煎服，日 1 剂。

三诊：2019 年 2 月 3 日。

刻下症：痤疮无新发，痘印恢复明显，继续服前方巩固疗效。

河北（晋州）赵丽梅医案

程某，女，28岁。

主诉及现病史：痤疮（脸部）1年余。痤疮反复发作，四处求医。病情时好时坏，心情不舒，痒剧。

刻下症：满脸痤疮，颜色鲜红，额头及鼻下最明显痒，口不干、不渴、不苦。大便干，3～4天1次，饮食可，苔白厚腻。

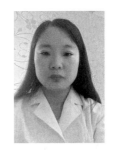

赵丽梅

辨证分析：颜色鲜红，大便干，属于阳明病。

皮肤痒属于太阳病。

故本患者属太阳阳明合病。

处方：消风散。疹色红剧加大青叶、金银花、连翘、紫花地丁、牡丹皮、赤芍；皮肤痒加地肤子、白鲜皮、土茯苓；大便干加大黄。

大青叶15g，金银花15g，炒杏仁10g，牡丹皮20g，生麻黄5g，生石膏45g，生甘草6g，赤芍20g，荆芥10g，防风10g，蝉蜕10g，柴胡20g，火麻仁30g，炒苍术10g，知母20g，茯苓10g，炒牛蒡子10g，通草6g，当归10g，苦参10g，生地黄30g，白鲜皮15g，土茯苓20g，连翘20g，大黄10g，地肤子10g，紫花地丁20g。5剂，日1剂。

二诊：红、痒好转。原方继服5剂。

三诊：不痒，偶尔又起几个，颜色红。原方继服5剂。

四诊：舌苔厚腻，虽好转，仍未全好。

原方合四妙散，去掉连翘、紫花地丁、白鲜皮、柴胡、黄芩。

—— 山东（济宁）李亚子医案 ——

李某，男，22岁。

主诉：面部痤疮2年余。

现病史：患者于近两年面部可见小丘疹脓包，后来慢慢变成囊肿，近1年来感觉比较严重，前额及两侧脸颊可见瘢痕及色素沉着。

刻下症：患者近1个月由于饮食不洁，天天熬夜，面部痤疮加重，平素口臭口干，大便干，3日一行，小便黄，无口苦，舌红苔黄腻，脉弦浮有力。

处方：荆芥10g，连翘30g，防风10g，金银花10g，生大黄10g，黄连10g，黄芩10g，生石膏45g，知母20g，牡丹皮20g，赤芍20g，生地黄30g，苍术10g，生薏苡仁30g，川牛膝30g，黄柏10g，当归10g，川芎10g。15剂，水煎服，每日2次。

二诊：患者病情有所好转，大便2天1次，仍有口干，原方改成生大黄15g，生石膏60g，15剂，水煎服，每日3次，其余不变。

三诊：患者诉所有症状已好转90%。

口腔溃疡篇

鲍艳举老师带教医案

范某，男，18岁。

初诊：2018年10月24日。

主诉：发热伴口腔溃疡，眼睛疼痛反复发作1年。

现病史：患者1年前无明显诱因出现发热伴口腔溃疡，眼睛疼痛，西医治疗效果不佳，一直反复发作，患者欲求助于中医，遂往某国医大师处就诊，处方中含有30g石膏，患者自觉服药后像吃了一个冰块一样，症状亦未见好转，辗转求医无效，后得朋友推荐，遂来就诊。

刻下症：发热38.2℃，午后明显，口腔溃疡，眼睛疼痛，夜间盗汗明显，乏力，四肢酸痛。胃口差，二便可，舌质淡紫，苔白厚腻，边有齿痕。

辨证分析：患者口腔溃疡，眼睛疼痛为少阳之热上冲孔窍之小柴胡汤证。

发热，夜间盗汗为阳明里热之表现。

少阳阳明合病，故用小柴胡汤合半夏厚朴汤合麻杏石甘汤清少阳阳明之热，合用青蒿、生地黄清虚热，桔梗、连翘清头面之热，黄连清阳明热，炒麦芽、炒山楂调和脾胃。此处虽舌质淡紫，苔白厚腻，边有齿痕，考虑到内热为主，伴有寒象，先以清热为主。

处方：小柴胡合半夏厚朴汤合麻杏石甘汤加减。

柴胡30g，黄芩10g，清半夏9g，党参10g，甘草10g，生姜10g，大枣15g，姜厚朴30g，茯苓45g，炒紫苏子20g，生麻黄6g，炒杏仁

10g，生石膏 30g，青蒿 30g，桔梗 30g，连翘 30g，牡丹皮 15g，生地黄
30g，黄连 6g，炒麦芽 30g，炒山楂 30g。

21 剂，颗粒剂冲服，日 1 剂。

嘱忌食辛辣、刺激、甘甜、生冷之品。

二诊：2018 年 11 月 14 日。

刻下症：已经 3 周不发热，口腔溃疡好转，眼睛痛好转，盗汗症状
消失。

—— 河北（徐水）徐志强医案 ——

刘某，男，53 岁。

初诊日期：2019 年 5 月 14 日。

主诉：反复发作性口疮 3 年。

刻下症：反复发作性口腔溃疡疼痛，舌下、舌边散在米粒大小糜烂，色红淡，口苦不干，饮食可，眠少（总是夜班工作），头清，大便略干，每日 1 次，舌嫩小，色红，苔白黄，中间有裂痕，脉右尺浮大。

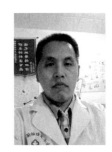

徐志强

辨证分析：口腔溃疡从大便论治，诸孔窍疾病治从少阳，舌嫩应有水湿，色红、苔黄、裂痕应有热。

处方：小柴胡汤合甘草泻心汤。

黄柏 10g，黄芩 10g，清半夏 10g，党参 10g，生姜 2 片，炙甘草 30g，生甘草 30g，生石膏 30g，柴胡 30g，大黄 6g，生地黄 20g，黄连 3g，大枣 2 枚。7 剂，日 1 剂，水煎，分早晚服。

二诊：2019 年 5 月 23 日。

口腔溃疡疼痛减轻，糜烂面减少，口苦减轻，大便较前好解，舌红，苔白腻，脉双尺滑大。

辨证分析：服药 1 周后，口腔溃疡减轻，观舌脉考虑湿热较盛，再合四妙。

炙甘草 30g，甘草 30g，生姜 2 片，大枣 2 枚，柴胡 30g，黄芩 6g，清半夏 10g，党参 10g，黄柏 10g，苍术 10g，生薏苡仁 30g，川牛膝

30g，生地黄 20g，黄连 3g，大黄 5g，生石膏 20g。7 剂，水煎，日 1 剂，分早晚服。

后来询问，患者口腔溃疡消失，未再治疗。

山东（潍坊）吴汉利医案

杨某，女，76 岁。

初诊日期：2020 年 7 月 5 日。

主诉：口腔溃疡 1 周。

既往有反复牙痛病史，曾安装义齿。近期出现牙痛，自服消炎止痛药后出现口腔溃疡，疼痛难忍，难以进食。既往有糜烂性胃炎病史。

刻下症：口腔及舌部有溃疡，大者直径约 1cm，有腐苔，口干苦，头痛紧，腿沉，无咽痛，纳少，失眠，大便黏滞不爽，舌苔白腻，脉弦滑。

辨证分析：患者口干苦，脉弦，考虑少阳病，方选小柴胡汤。

口腔溃疡，口干，头痛，脉滑，考虑里实热之阳明病，方选甘草泻心汤。

头紧，腿沉，大便黏滞不爽，苔白腻，考虑里湿热之阳明病，方选四妙散。

头痛考虑少阳湿热上冲所致，加用川芎、菊花。

另外加用玄参、麦冬滋阴。

生龙骨、生牡蛎治疗失眠。

鸡内金、炒麦芽顾护脾胃。

处方：小柴胡汤合甘草泻心汤合四妙散、川芎、菊花、生龙骨、生牡蛎、鸡内金、炒麦芽。

柴胡 20g，黄芩 15g，黄连 6g，党参 10g，姜半夏 10g，生甘草 30g，

炙甘草 30g，生姜 6g，大枣 9g，黄柏 10g，苍术 10g，牛膝 20g，薏苡仁 20g，川芎 15g，菊花 30g，生龙骨 30g，生牡蛎 30g，鸡内金 30g，炒麦芽 30g，玄参 10g，麦冬 15g。5 剂，日 1 剂。

疗效：患者服完 5 剂后，口干苦明显减轻，口腔溃疡减轻，头痛、头紧、腿沉大减。继付 7 剂后口腔溃疡消失，食欲增加，上症缓解，无胃肠道反应，病告痊愈。

关节痛篇

鲍艳举老师带教医案

崔某，女，53岁。

初诊日期：2019年12月11日。

主诉：手、脚、关节疼痛1年。

现病史：患者1年前无明显诱因出现手脚关节疼痛，肿胀，于当地医院就诊，诊断为类风湿关节炎，行相关治疗后未见好转，疼痛肿胀反复发作，经他人介绍前来就诊。

刻下症：手指小关节疼痛肿胀，肩膀、肘部、足部疼痛，四肢及关节怕凉，口干口苦，双下肢乏力，疲惫，眠差，腹胀，二便可。舌红苔黄腻，边有齿痕。

辨证分析：患者口干口苦，且手脚凉，考虑为气机不畅之四逆散证，加大白芍用量，取其缓急止痛之意，"诸肢节疼痛，身体魁羸，脚肿如脱，头眩短气，温温欲吐，桂枝芍药知母汤主之"。

结合患者手指、肩膀、肘部、足部等多个关节疼痛怕凉、腹胀等症状，考虑为少阴太阴合病之桂枝芍药知母汤证，葛根解表清里，缓解胳膊及肩膀疼痛，羌活、独活祛在表之风湿，酸枣仁、五味子养心安神，藁本祛风胜湿止痛。

处方：四逆散合桂枝芍药知母汤加减。

柴胡30g，枳实20g，白芍50g，甘草20g，桂枝30g，知母30g，防风10g，生麻黄10g，麸炒苍术12g，黑顺片20g，生石膏45g，粉葛30g，生姜10g，大枣15g，羌活15g，独活15g，炒酸枣仁30g，醋五味子 30g，藁本 20g。7 剂，颗粒剂冲服，早晚各 1 剂。嘱忌食辛辣、刺激、甘甜、生冷之品。

二诊：2019 年 12 月 18 日。

患者疼痛未见明显好转，大便稀，小腹坠胀感。

辨证分析：加白芍 30g 增大缓急止痛之力，加附子 10g，藁本 10g。

处方：四逆散合桂枝芍药知母汤加减。

柴胡 30g，枳实 20g，白芍 80g，甘草 20g，桂枝 30g，知母 30g，防风 10g，生麻黄 10g，麸炒苍术 12g，黑顺片 30g，生石膏 45g，粉葛 30g，生姜 10g，大枣 15g，羌活 15g，独活 15g，炒酸枣仁 30g，醋五味子 30g，藁本 30g。7 剂，颗粒剂冲服，早晚各 1 剂。嘱忌食辛辣、刺激、甘甜、生冷之品。

三诊：2019 年 12 月 25 日。

患者手部小关节疼痛及胀痛明显好转，肩膀和肘部仍然疼痛，大便稀，小腹坠胀感好转。

辨证分析：加生麻黄 5g 增大缓急止痛之力。

处方：四逆散合桂枝芍药知母汤加减。

柴胡 30g，枳实 20g，白芍 80g，甘草 20g，桂枝 30g，知母 30g，防风 10g，生麻黄 15g，麸炒苍术 12g，黑顺片 30g，生石膏 45g，粉葛 30g，生姜 10g，大枣 15g，羌活 15g，独活 15g，炒酸枣仁 30g，醋五味子 30g，藁本 30g。7 剂，颗粒剂冲服，早晚各 1 剂。嘱忌食辛辣、刺激、甘甜、生冷之品。

四诊：2020 年 1 月 8 日。

患者手部小关节疼痛及胀痛明显好转，肩膀和肘部疼痛明显改善。

辨证分析：减生麻黄 5g，加滑石粉 30g，淡竹叶 30g，清利湿热。

处方：四逆散合桂枝芍药知母汤加减。

柴胡 30g，枳实 20g，白芍 80g，甘草 20g，桂枝 30g，知母 30g，防风 10g，生麻黄 10g，麸炒苍术 12g，黑顺片 30g，生石膏 45g，粉葛

30g，生姜 10g，大枣 15g，羌活 15g，独活 15g，炒酸枣仁 30g，醋五味子 30g，藁本 30g，滑石粉 30g，淡竹叶 30g。7 剂，颗粒剂冲服，早晚各 1 剂。嘱忌食辛辣、刺激、甘甜、生冷之品。

陕西（咸阳）赵松庆医案

安某，女，53 岁。

初诊日期：2018 年 8 月 15 日。

主诉：胸闷、心慌 5 个月伴双手关节疼痛 2 个月。

现病史：患者于 5 个月前无明显原因出现胸闷、心慌，无气短、气喘，曾在当地某二甲医院就诊，查心电图报告为"房性早搏"，予抗心律失常药物治疗，症状有所缓解。4 个月前无明显原因再次出现上述症状，以"冠心病、房性早搏"收住院治疗，经治后症状好转出院，之后每月胸闷、心慌要发作一次，需住院治疗方能缓解。两个月前无明显原因出现双手关节疼痛，无肿胀，遇冷水后疼痛加重，查抗"O"、类风湿因子未见异常，平时靠止痛药缓解疼痛。为寻求中医治疗前来诊治。

刻下症：头晕、胸闷、心慌，自感后背发凉，如背一块铁板，双手关节疼痛，遇冷水后疼痛加重，手脚冰凉，纳差，进食后脘腹胀满，矢气后胀满有所减轻，眠差。舌淡红，苔白，边有齿痕，脉沉细，重按无力。

辨证分析：头晕、胸闷、心慌，后背部发凉如背铁板，考虑由于里虚寒，寒饮内停，寒饮上冲所致。

纳差，进食后脘腹胀满，考虑为太阴病。

双手关节疼痛，遇冷水后疼痛加重，手脚冰凉，舌淡红，苔白边有齿痕，脉沉细，重按无力，考虑为少阴病。

处方：桂枝芍药知母汤合茯苓杏仁甘草汤合平胃散合麻黄附子细辛

汤合四逆散加减。

桂枝 12g，肉桂 8g，白芍 30g，知母 10g，麻黄 10g，防风 10g，苍术 10g，制附片 20g，炙甘草 10g，茯苓 50g，杏仁 20g，泽泻 20g，厚朴 20g，陈皮 20g，柴胡 16g，枳实 15g，焦山楂 30g，神曲 30g，炒麦芽 30g，生龙骨 30g，生牡蛎 30g，酸枣仁 30g，细辛 10g。7 剂，日 1 剂。忌生凉、水果、刺激性食物。

二诊：2018 年 8 月 22 日。

疗效：头晕、胸闷、心慌较前明显减轻，双手关节疼痛，遇冷水后疼痛及手脚冰凉均减轻，服药后出现大便稀溏，无腹痛，上方中加干姜 20g、炮姜 20g 以温中。制附片由 20g 改为 30g。纳差，进食后脘腹胀满明显减轻，眠可。

三诊：2018 年 8 月 29 日。

疗效：头晕、胸闷、心慌、纳差、脘腹胀满、眠差消失，双手关节疼痛及手脚冰凉较前显著减轻，遇冷水后无疼痛。以桂枝芍药知母汤合四逆散加减。

桂枝 12g，肉桂 8g，白芍 30g，知母 10g，麻黄 10g，防风 10g，苍术 10g，柴胡 16g，枳实 15g，制附片 30g，细辛 10g，炙甘草 10g。服 7 剂后病愈。

北京刘旭昭医案

胡某，女，41岁。

初诊日期：2018年12月25日。

主诉：关节疼痛2个月。

现病史：患者2个月前爬香山，攀顶后汗出当风，出现关节疼痛，遂至某三甲医院中医科诊疗，经检查排除风湿免疫病，予以祛风散寒通络汤药治疗7周，效果不显，经人介绍来诊。

刻下症：腕、膝关节肿痛，疼痛呈游走性，汗出恶风明显，身重，四末欠温，无口苦、口干，纳可，大便偏溏，每日一行，小便尚调，眠安。舌质淡，苔薄白，脉沉细。

既往史：既往体健。

月经史：月经规律，末次月经2018年12月1日，月经量偏少，色暗红，无血块，痛经不著。

辨六经：少阴太阴合病。

辨方证：桂枝芍药知母汤。

处方：桂枝15g，芍药15g，知母12g，炙麻黄3g，防己12g，防风9g，附子30g（先煎1小时），苍术12g，茯苓30g，生薏苡仁30g，生黄芪30g，穿山龙30g，炙甘草9g，炮姜6g，大枣4枚。7剂，水煎服，每日分两次服。嘱其避风寒。

二诊：2019年1月2日。

关节肿痛大减，自诉痛苦十去其七，汗出恶风减轻，身重已，四末欠温，大便渐成形，12 月 26 日月经来潮，量少色暗，痛经不著，舌质淡，苔薄白，脉沉细。

辨六经：少阴太阴合病夹血虚水盛。

辨方证：桂枝芍药知母汤合当归芍药散。

处方：桂枝 15g，芍药 15g，知母 12g，炙麻黄 3g，防己 12g，防风 9g，附子 30g（先煎 1 小时），苍术 12g，茯苓 30g，生薏苡仁 30g，生黄芪 30g，穿山龙 30g，当归 12g，川芎 9g，泽泻 9g，炙甘草 9g，炮姜 6g，大枣 4 枚。7 剂，水煎服，每日分两次服用。

此后复诊关节疼痛逐渐消失，暂停药物，嘱其避风寒，增强体质。

辨证分析：腕、膝关节肿痛，疼痛呈游走性，汗出恶风明显，身重，四末欠温，舌质淡，苔薄白，脉沉细，初步考虑为表证，因四末欠温，舌质淡苔薄白，脉沉细辨为表阴证，即少阴病。

无口苦、口干，无少阳阳明病。

大便偏溏，每日一行，考虑为太阴病。

综合考虑为少阴太阴合病。

继辨方证：少阴病的处方有桂枝加附子汤、麻黄附子甘草汤、麻黄附子细辛汤、桂枝芍药知母汤等，结合《金匮要略·中风历节》第 8 条"诸肢节疼痛，身体尪羸，脚肿如脱，头眩短气，温温欲吐，桂枝芍药知母汤主之"，选用此方，加防己、生薏苡仁、穿山龙祛湿通络，生黄芪补气固表，有玉屏风散之意，又有桂枝加黄芪汤之意；因大便稀溏，加炮姜温下寒，白术、茯苓祛湿利水，有四逆汤、理中汤之意。

故首诊予以桂枝芍药知母汤化裁。

复诊关节肿痛、恶风减轻，疗效明显，因月经量少，考虑为血虚水盛，结合《金匮要略·妇人杂病》第 17 条"妇人腹中诸疾痛，当归芍药散主之"，予以桂枝芍药知母汤合当归芍药散养血利水。

【按语】

经云："风寒湿三气杂至，合而为痹也。其风气胜者为行痹，寒气胜者为痛痹，湿气胜者为着痹也。"痹证为临床常见病，祛风散寒祛湿大多可取效，用于此案疗效不佳，究其原因，"察色按脉，先别阴阳"，六经辨证此非表阳证而为表阴证，表阴证应强壮解表，故仅仅祛风散寒、祛湿解表反而不愈。

首诊以治疗关节肿痛为主，强壮解表兼以温中，二诊关节肿痛减轻，因月经量少、色暗，考虑血虚水盛，故合方当归芍药散养血利水，寓"治风先治血，血行风自灭"之意。

脾胃病篇

鲍艳举老师带教医案

患者，张某，女，24 岁。

初诊日期：2011 年 5 月 15 日。

主诉：间断胃脘部隐痛 2 周。

现病史：2 周前，患者食用从冰箱里面拿出来的西瓜后，出现胃脘部疼痛，腹泻，未去医院，自服盐酸小檗碱片及胃苏颗粒后，腹泻消失，但胃脘部仍时有隐痛，纳差，改服用气滞胃痛颗粒，胃脘隐痛及纳差症状未见明显好转，为求中医治疗，前来诊治。

刻下症：胃脘部胀满隐痛，昼轻夜重，影响睡眠，纳少，少食即觉胀满，胃脘部怕冷，口中和，无口干苦，二便调。舌淡红，苔薄白，脉沉细无力。

辨证分析：患者大便尚调，未见腹泻，说明里虚寒的程度并不是很重，可以排除理中汤及附子理中汤。这时可以考虑胃气虚的平胃散证及厚姜半甘参汤的机会往往不多，说明患者里虚的程度比脾胃气虚的平胃散证及厚姜半甘参汤证要重，但还不及里虚寒证。因此，当时断定该患者为小建中汤证，因为该方证是介于理中汤证与平胃散证及厚姜半甘参汤证之间的。因患者腹胀满明显，在小建中汤的基础上加用陈皮、枳实，取橘枳姜汤之意，除满消胀。

处方：小建中汤合橘枳姜汤。

桂枝 10g，白芍 20g，炙甘草 10g，生姜 15g，大枣 10g，饴糖 30g，陈皮 15g，枳实 10g。5 剂，水煎服，日 1 剂。忌食辛辣、刺激、生冷、油腻之品。

疗效：患者服完 1 剂后，胃怕冷、疼痛的症状亦明显缓解，继服 4 剂后，胃脘部怕冷、疼痛、胀满消失，食纳正常，二便调，病告痊愈。

—— 河北（唐山）苏建坤医案 ——

王某，女，58 岁。

主诉：胃胀伴打嗝后怕冷出汗 2 年，加重 1 周。

现病史：患者 2 年前无明显诱因每天下午 6 点出现胃胀打嗝、怕冷、出汗，用中药调理无好转，1 周前加重来就诊。

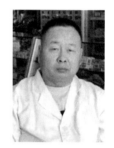

苏建坤

刻下症：偶尔口苦，无口干，胃胀，打嗝，失眠，心烦，怕冷，出汗，膝关节疼痛，舌微黄，苔厚腻，舌下瘀点。

辨证分析：患者偶尔口苦，可以考虑为胸胁苦满、心烦喜呕之小柴胡汤证，判断为半表半里实热之少阳病。

耳鸣考虑为实热上冲孔窍，胃胀打嗝，舌苔白腻为太阴水湿，故用平胃散。

处方：小柴胡汤加平胃散加旋覆代赭汤加减。

枳实 10g，生龙骨 10g，生牡蛎 15g，白术 10g，柴胡 15g，炒麦芽 10g，浮小麦 10g，清半夏 10g，党参 6g，炙甘草 6g，黄芩 10g，生姜 10g，大枣 10g，厚朴 15g，陈皮 10g，菊花 15g，茯苓 18g，川芎 12g，旋覆花 15g，煅赭石 10g，桃仁 10g。14 剂，水煎服。

二诊：口苦打嗝好转，其他无改善。

柴胡 15g，黄芩 10g，甘草 10g，生姜 10g，黄柏 6g，大枣 10g，党参 10g，苍术 10g，厚朴 10g，生薏苡仁 20g，陈皮 15g，茯苓 30g，煅牡

蛎 15g（先煎），煅龙骨 15g（先煎），香附 15g，大腹皮 15g，枳实 10g，炒麦芽 15g，桃仁 10g，浮小麦 10g，川牛膝 20g，黑顺片 12g（先煎）。14 剂，水煎服。

三诊：膝关节疼痛好转，失眠、打嗝好转。

当归 10g，白芍 15g，茯苓 18g，川芎 15g，泽泻 15g，白术 15g，苍术 10g，厚朴 15g，陈皮 15g，葛根 18g，炙麻黄 6g，桂枝 6g，生姜 10g，大枣 10g，甘草 6g，黑顺片 10g（先煎），吴茱萸 5g，细辛 3g。

【按语】

患者胃胀，在用药上应当着重考虑其病机，患者舌苔厚腻，太阴水湿用当归芍药散血水同调。

出汗认为是少阳实热，后续调理表阴表阳，怕冷、出汗好转，继续调理 1 个月，症状缓解，停药。

河北（怀来）吴志鹏医案

张某，男，63岁。

初诊日期：2019年4月26日。

主诉：胃痛伴反酸，烧心半年。

现病史：近半年来胃痛、反酸、烧心，以前经常饮酒，喜寒凉食物。吃过一些胃药疗效不佳，到医院检查胃镜，诊断为糜烂性胃炎，给予抗酸消炎等药物，疗效欠佳，前来就诊。

刻下症：舌淡红，苔薄白，口苦稍干，胃脘部疼痛，乏力纳少，腹胀，大便偏软，脉弦细。

辨证分析：患者因长期饮酒导致体内有郁热，所以饮酒后喜寒凉食物，导致脾胃虚弱，出现胃痛、乏力、纳少、腹胀等太阴病的表现。给予小建中汤温中健脾，加陈皮、厚朴、炒麦芽健脾消胀，反酸烧心加煅瓦楞子，因其有制酸止痛的功效。口苦、脉弦、纳少可见于小柴胡汤证（默默不欲饮食），用小柴胡清热的同时，里边的半夏、党参、生姜、大枣也可以健胃，加一味蒲公英清热消炎，并嘱咐患者忌口辛辣、油腻、寒凉等食物。

处方：柴胡20g，黄芩6g，清半夏10g，党参15g，炙甘草10g，生姜10g，大枣15g，桂枝10g，白芍45g，姜厚朴30g，陈皮30g，炒麦芽30g，蒲公英30g，煅瓦楞子30g。7剂，代煎。没有饴糖，嘱患者喝药的时候加少量红糖。

二诊：胃脘部疼痛、反酸、烧心减轻，乏力改善，效不更方，减白芍为30g继续服用。因不方便就诊，患者要求开14剂带回自己煎服。

三诊：患者很高兴，胃痛、反酸等症状消失，后以柴平煎调理1周后停药。

山东（寿光）汤玉萍医案

患者，女，35 岁。

初诊日期：2019 年 3 月 20 日。

主诉：胃脘部疼痛 2 个月。

刻下症：患者胃脘部疼痛，反酸，有灼烧感，食后腹胀，偶有口干口苦，二便调，舌暗红，苔薄黄，脉弦。

辨证分析：口干，口苦，舌暗红，苔薄黄，脉弦为少阳阳明合病。

处方：小柴胡汤合小建中汤，食后腹胀加陈皮、厚朴，反酸加煅瓦楞子。

柴胡 30g，黄芩 10g，半夏 10g，生姜 10g，大枣 10g，甘草 10g，桂枝 10g，白芍 50g，煅瓦楞子 45g，陈皮 30g，厚朴 30g。5 剂，日 1 剂。

二诊：胃脘部疼痛、反酸、腹胀好转。原方继续服用 1 个月。

辽宁（沈阳）裴东医案

王某，女，31 岁。

初诊日期：2018 年 12 月 14 日。

主诉：反复呕吐、便秘半年。

现病史：该患者于半年前着凉后出现反复呕吐，10 余天发作 1 次，持续 3～5 天，每次吐清涎水、呕恶欲死，伴头痛，双膝跪地呈蜷卧状，手指不停压舌根，吐出清水后感觉舒适，有烦躁感，三四天滴米不进，每遇发作都要采取输液支持疗法，伴大便偏干，时有软便，每过六七日要给予口服西药或开塞露才能通便。在三级医院诊断明确：①糖尿病并发胃轻瘫。②糖尿病并发肠麻痹。只能予对症治疗。

此次来诊正赶上发作的第 2 日，已于医院输液 1 天，并告知此病已没有办法治愈，听说我在出诊，患者便抱着试试看的态度前来就诊。发病半年来体重减少 30 余斤，不发作期间进食差。停经 5 个月。8 岁时患糖尿病，一直以来胰岛素控制血糖在 8～9mmol/L。生育一女，已 6 岁。父亲身体健康，母亲患糖尿病、冠心病十余年。

刻下症：家属背患者进入诊室，患者面色惨白，手脚冰凉，双眼凝视，身体蜷缩，瑟瑟发抖，不能言语，手指不停抠嗓子，家人准备方便袋随时接呕吐物，吐后喝热水方能舒适，但随即吐出，头部汗出，双手脉沉弦细数，舌质暗淡，苔根黄厚腻，舌尖水滑。

辨证分析：太阴脾虚寒（寒饮阻滞中焦）。

太阴脾气虚。

阳明实热。

少阳气滞。

血瘀。

西医诊断：糖尿病末梢神经炎、胃轻瘫、肠麻痹。

治法：温中化饮，行气通便。

处方：大柴胡汤合吴茱萸汤加减。

吴茱萸 30g，生姜 10g，大枣 6g，党参 10g，茯苓 45g，桂枝 10g，炒白术 15g，炙甘草 10g，柴胡 18g，黄芩 6g，半夏 20g，大黄 20g，芒硝 20g，厚朴 30g，陈皮 30g，焦麦芽 30g，枳实 20g，白芍 15g。1 剂，嘱其少量频服，次日来诊，同时给予后背针刀 1 次。

二诊：2018 年 12 月 15 日。

患者少量频服仍然反复呕吐，服药 5 次后自觉胃部稍有热感，呕吐次数缓解，不再有呕吐欲死的感觉。今晨解黏稠便 1 次，有便感但无力排出，手脚冰凉，怕冷较重。查体：身裹棉衣，精神萎靡，双眼窝凹陷，自测血糖 8.9mmol/L，皮肤稍干，脉舌同昨，继续上方去半夏加干姜 6g，附子 10g，细辛 6g，5 剂，少量频服。

三诊：2018 年 12 月 20 日。

该患频服上方，次日不再剧烈呕吐，每日 1～2 次轻微呕吐，能喝少许热粥，昨日不再呕吐，胃脘部有温热舒适感，患者诉说已经很久没有这种感觉了，手脚冰凉也缓解了很多，精神状态较前明显好转，谈话间出现笑容，大便两日一行，面色㿠白，无血色，效不更方，上方加水蛭 10g，土鳖虫 10g，7 剂。

四诊：2018 年 12 月 27 日。

服用 1 周后患者状态良好，未再呕吐，食欲可，偶有口干，不苦，查体：面色渐红润，手脚稍温，舌淡红，苔白稍腻，上方去附子、干姜、细辛，加清半夏 20g，吴茱萸由 30g 改用 10g，每日分两次服用。

五诊：2019 年 3 月 20 日。

约 3 个月后该患者已基本恢复正常生活，因受凉或情绪激动呕吐复发过 3 次，每次只是轻微呕吐两三回，自行缓解，面色红润有光泽，四肢常温，舌淡苔白，大便 1～2 日一行，若停用大黄及芒硝，则大便五六日一行，并于半月前月经至，行经 3 天，量少，继续治疗。

处方：生姜 10g，大枣 6g，党参 10g，茯苓 45g，桂枝 10g，炒白术 15g，炙甘草 10g，柴胡 20g，黄芩 10g，半夏 20g，大黄 20g，芒硝 20g，厚朴 30g，陈皮 30g，焦麦芽 30g，枳实 20g，白芍 15g，土鳖虫 10g，水蛭 10g，紫河车 5g。

六诊：2019 年 5 月 2 日。

目前该患者状态非常好，未再吐，精神佳，时有血糖偏高，若血糖控制良好，则继续用药。

【按语】

1. 干呕吐涎沫，头痛者，吴茱萸汤主之。

2. 少阴病，吐利，手足逆冷，烦躁欲死者，吴茱萸汤主之。该患者为寒饮内停中焦，气滞伴有少阴实寒。首先解决外寒里饮，同时通解阳明里实热之大便干，便干也可能为太阴脾气不足、推动无力所致，但是也需要早期快速解除，因而应用了大承气汤。由于糖尿病并发末梢神经病变都存在着气滞血瘀，故上述病机都缓解后给予抵当汤活血化瘀，这样就充分地运用了六经辨证理论体系，从而活学活用治愈了一例疑难病症。

河北（保定）张磊医案

崔某，男，66 岁。

初诊日期：2019 年 1 月 15 日。

主诉：胃痛 3 月余。

现病史：大面积胃溃疡，胃炎伴糜烂。

刻下症：胃脘部疼痛，舌苔黄厚腻，舌质淡，大便黏，偏稀，小便黄，双腿无力，口苦，口黏。

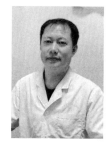

张磊

辨证分析：口苦、口黏、大便黏、小便黄、舌苔厚腻为少阳湿热证。

胃脘部疼痛、大便稀为太阴病。

故用小柴胡汤合小建中汤合四妙散加减。

处方：柴胡 20g，黄芩 8g，半夏 10g，党参 10g，炙甘草 10g，生姜 10g，大枣 15g，苍术 10g，黄柏 6g，薏苡仁 24g，牛膝 10g，茯苓 30g，杏仁 10g，焦三仙各 30g，桂枝 10g，白芍 80g，饴糖 30g。7 剂，水煎服，日 1 剂。嘱忌食辛辣、刺激、生冷之品。

二诊：2019 年 1 月 18 日。

刻下症：胃痛减轻，大便无力、不爽、偏稀、偏黏，遂给予小柴胡汤合小建中汤，再配合理中汤、大黄附子汤加减。

处方：柴胡 18g，黄芩 8g，党参 10g，炙甘草 10g，生姜 10g，大枣 10g，苍术 10g，黄柏 8g，薏苡仁 10g，牛膝 10g，茯苓 40g，杏仁 10g，

焦三仙各 30g，桂枝 10g，白芍 80g，饴糖 30g，干姜 15g，炮姜 15g，大黄 10g，附子 15g，细辛 5g。

三诊：2019 年 1 月 23 日。

处方：胃已不痛，饮食可，大便略黏，继服前方，7 剂，水煎服，日 1 剂。

水肿篇

鲍艳举老师带教医案

患者，女，63岁。

初诊日期：2019年7月10日。

现病史：患者1年前无明显诱因出现全身乏力，体检发现下肢水肿，经他院诊断为慢性肾炎，为进一步治疗，遂前来就诊。

刻下症：头面部浮肿，下肢水肿，乏力，口干口苦，下肢有沉重感，口腔溃疡。舌暗红，苔白腻，舌质红。

辨证分析：患者头面部浮肿，水湿较重，方选越婢汤，方中麻黄宣肺利水，石膏清里热，合用防己黄芪汤清热，祛在表之风湿；全身疲乏，下肢沉重为湿热下注之阳明里湿热证，方选四妙散清利湿热；患者口腔溃疡，为典型的寒热错杂，合用泽兰、车前子清热利湿，大青叶、生地黄、牡丹皮清热泻火，龙骨、牡蛎重镇安神，酸枣仁、五味子养血安神，茯苓安神兼利水湿。

处方：越婢加术汤合四妙散合防己黄芪汤加减。

生麻黄10g，生石膏45g，甘草10g，苍术10g，关黄柏10g，川牛膝45g，生薏苡仁30g，生姜8g，大枣10g，生龙骨45g，生牡蛎45g，黄芪50g，粉防己20g，炒酸枣仁30g，醋五味子30g，茯苓15g，泽兰20g，车前子20g，大青叶20g，生地黄20g，牡丹皮20g。14剂，颗粒剂冲服，日1剂。嘱忌食辛辣、刺激、甘甜、生冷之品。

二诊：2019年7月24日。

刻下症：头面部及下肢水肿明显好转，疲乏、口腔溃疡好转，口干、口苦减轻，走路时间长脚底仅微痛，患者十分高兴，自诉以前走路用拐杖都费劲，现在步履矫健，继续服用中药巩固治疗。

处方：上方加威灵仙 10g。

14 剂，颗粒剂冲服，日 1 剂。

嘱忌食辛辣、刺激、甘甜、生冷之品。

河北（保定）张磊医案

郭某，女，55岁。

初诊日期：2018年5月1日。

主诉：尿频伴双下肢水肿7年。

现病史：双下肢水肿，日间小便10余次，夜间11点之前5次，睡后尿不禁，需穿尿不湿，严重影响睡眠，前来就诊。曾有脑血栓病史。

刻下症：尿频，双下肢水肿，周身关节痛，头晕乏力，心悸，眠差，舌淡，苔白有齿痕，脉沉，大便调，口中和。

辨证分析：头晕为少阳热上冲头目。尿频、双下肢水肿为水湿热下注导致。

处方：小柴胡汤合猪苓汤合四妙散加减。

柴胡30g，黄芩10g，党参10g，甘草10g，生姜10g，大枣15g，茯苓60g，杏仁10g，苍术10g，薏苡仁10g，牛膝10g，猪苓5g，泽泻30g，阿胶5g，滑石30g，附子30g（先煎），黄柏10g。5剂，水煎服，日1剂。嘱忌食辛辣、刺激、甘甜、生冷之品。

二诊：2018年1月25日。

刻下症：小便次数减少，日8次、夜5次左右，余症状好转。仍有气短头晕，舌红、苔黄厚腻，考虑附子量大所致。

处方：柴胡30g，黄芩10g，党参10g，半夏10g，甘草10g，生姜15g，大枣15g，茯苓60g，杏仁10g，薏苡仁24g，牛膝10g，猪苓8g，泽泻30g，阿胶3g，滑石30g，黄柏12g，菊花30g，龙骨10g。5剂，水煎服，日 1 剂。

三诊：2018 年 1 月 31 日。

刻下症：尿频明显好转，日 5 次，夜 2 次，舌红、苔薄。早起头晕，考虑由颈椎引起，故施小针刀治疗 1 次。

处方：柴胡 30g，黄芩 10g，党参 10g，半夏 10g，甘草 10g，生姜 10g，大枣 15g，茯苓 30g，杏仁 10g，苍术 10g，薏苡仁 10g，牛膝 10g，黄柏 12g，猪苓 8g，泽泻 30g，阿胶 5g，滑石 30g，龙骨 10g，车前子 20g。5 剂，水煎服，日 1 剂。

四诊：2018 年 2 月 3 日。

刻下症：尿频继续好转，日 4 次，夜 2 次，舌红、苔薄，早起头晕明显好转。守方 5 剂。

—— 广东（揭阳）徐名伟医案 ——

罗某，女，68 岁。

初诊日期：2018 年 5 月 4 日。

主诉：下肢静脉曲张伴溃疡，治疗后浮肿 14 天来诊。

现病史：患者曾因下肢静脉曲张伴足背一处溃疡，内服、外用药物后，溃疡愈合，但出现双下肢浮肿，持续 14 天，服利尿药物后自觉疲倦无力，要求停用西药，坚持要求服用中药治疗。

刻下症：患者口干，偶有口苦，双下肢小腿静脉曲张，双下肢轻度浮肿，舌质淡红，苔薄黄。

辨证分析：患者口干，偶有口苦，苔薄黄考虑少阳病。

前期经过一段时间溃疡创口治疗，双下肢轻度浮肿，舌质淡红，考虑血虚。

双下肢小腿静脉曲张考虑瘀血。

综合考虑为少阳病夹血虚、瘀血。

处方：柴胡 15g，黄芩 10g，姜半夏 9g，党参 12g，甘草 6g，当归 15g，白芍 15g，川芎 10g，茯苓 15g，泽泻 10g，白术 10g。共 7 剂，水煎服，日 1 剂。嘱忌食生冷、油腻、辛辣刺激之品。

疗效：患者服药后浮肿逐渐消退，病告痊愈。

辽宁（沈阳）裴东医案

刘某，女，50岁。

初诊日期：2019年5月4号。

主诉：面部一身尽肿20余天。

现病史：该患于1年前患心包积液，多方求治，效果不佳。20余天前感冒后突然出现面部、双下肢肿胀，不能平卧，活动后气促，时伴咳嗽，纳差，经上级医院检查，心包积液1.5cm，胸腔积液4.5cm左右，尿蛋白（++++）、血总蛋白56g/L，白蛋白30g/L，胆固醇6.8mmol/L，血压160/90mmHg，于外院输液及利尿治疗不见好转，经朋友介绍来诊。查体见颜面、双腿足面浮肿，呼吸困难，夜间不能平卧，小便少，大便正常，舌暗淡，苔白，水滑，脉沉滑数。

辨证分析：面部浮肿属太阳表证。

胸腔积液、下肢水肿，少阴虚寒。

处方：越婢加术汤合真武汤、葶苈大枣泻肺汤，利水消肿加车前子、泽泻。

附子15g，茯苓60g，白芍15g，生姜10g，炒苍术20g，葶苈子30g，大枣10g，麻黄6g，石膏30g，车前子30g，泽泻30g，桑白皮20g，陈皮30g。7剂，每日2次，口服。

1周后复诊周身浮肿明显减轻，胸腔积液减至1cm深，症状较前有所缓解，体重减轻5公斤，尿蛋白（+++），效不更方继续治疗。1个月后复查肿消，胸腔无积液，尿蛋白转阴。

头晕篇

鲍艳举老师带教医案

刘某，女，65岁。

初诊日期：2019年5月24日。

主诉：头晕反复发作1年余，加重1天。

现病史：患者1年前无明显诱因出现头晕，视物旋转，经检查诊断为耳石症，双侧基底节腔隙性梗塞，1天前无明显诱因出现头晕加重，影响走路，故前来就诊。

刻下症：头晕乏力，胃口差，心慌，睡眠差，口干口苦，咽痒，舌苔薄白，尖略红。

辨证分析：患者口苦、纳差、睡眠差可以考虑为"胸胁苦满，默默不欲饮食，心烦""心下悸"之小柴胡汤证，判断为半表半里实热之少阳病。患者头晕，可考虑为实热携水饮上冲头面，心慌、胸闷考虑为"胸痹，胸中气塞，短气"之茯苓杏仁甘草汤证。患者口干，舌苔黄腻有裂纹，乏力，可考虑为阳明湿热，用四妙散加石膏清利湿热，合用川芎、白芷引药上行，菊花、桑叶清头面之热，薄荷、桔梗清热利咽，生龙骨、生牡蛎镇静安神，陈皮、厚朴健运脾胃。

处方：小柴胡汤合四妙散合茯苓杏仁甘草汤加减。

柴胡20g，清半夏8g，黄芩8g，党参8g，甘草8g，生姜8g，大枣8g，茯苓20g，苦杏仁10g，生龙骨30g，生牡蛎30g，桔梗10g，苍术10g，川牛膝15g，生薏苡仁30g，白芷15g，菊花15g，桑叶15g，石膏45g，陈皮10g，厚朴10g，薄荷10g。14剂，颗粒剂冲服，日1剂。嘱忌食辛辣、刺激、甘甜、生冷之品。

二诊日期：2019 年 6 月 3 日。

刻下症：患者头晕改善，近几日未见发作，睡眠好转，胃口亦明显好转，舌苔裂纹减少，咽喉痒未见好转。

加石膏 5g，牛膝 30g，青果 10g，知母 30g，泽泻 10g。继续服用中药 6 剂巩固治疗。

—— 河北（徐水）徐志强医案 ——

李某，男，54 岁。

初诊日期：2017 年 8 月 14 日。

主诉：头疼、头晕 10 余日。

现病史：患者近 10 余日来无明显诱因出现头疼、头晕，伴恶心呕吐，颈部不适。曾多处进行针灸、中药、按摩、输液无效，听朋友介绍前来就诊。

刻下症：头疼，头晕，眼睛干涩，头皮发热，头部后仰或左右旋转有头晕的感觉，而且恶心呕吐，呕吐物为清水及胃中食物，颈部僵硬不适，皮肤凉，怕冷，大椎区明显，走路有轻飘飘的感觉，不敢走，心情差，口苦不干，大便干稀不调且不通畅，舌淡红，苔白腻，脉右关滑大，寸脉沉。

辨证分析：头疼，头晕，眼干涩，情绪不好，且眠差口苦，为气滞化火，热扰脑神及清窍，给予柴胡剂加减。

恶心呕吐，舌淡红，苔白腻，脉沉滑，有里饮上冲，除头晕外还有胸闷叹息，再合苓桂术甘汤加泽泻利水降逆。

处方：柴胡 18g，黄芩 12g，清半夏 15g，党参 10g，生龙骨 45g，生牡蛎 45g，煅磁石 45g，陈皮 30g，菊花 30g，川芎 30g，茯苓 30g，生姜 3 片，大枣 2 枚，大黄 5g，炙甘草 10g，桂枝 6g，泽泻 25g，白术 10g。7 剂，水煎服，日 1 剂，分早晚服。配合颈后针刺。

服药 3 日后随访，头疼明显减轻，未发生恶心呕吐，走路头晕即清，服药后大便稀，每日两三次，第二天就通畅了，患者诉说有效，因家中有事未来诊。起初开这个处方有疑虑，桂枝会不会导致上热更加明显，但因桂枝可温阳化饮、降冲逆，所以加了6g。本来想加白芍30g，取四逆汤之意，且止痛舒筋，但担心出现腹痛、腹泻，就未加。

北京刘旭昭医案

李某，男，58 岁。

初诊时间：2018 年 7 月 12 日。

主诉：眩晕 10 天。

现病史：患者于 10 天前值夜班时，因贪凉饮冷，次日起床后即眩晕，呕吐，遂至我院急诊就医。查体无阳性体征，颈动脉 B 超显示颈动脉混合斑块形成，头颅 CT 未见明显异常，拟诊为椎基底动脉供血不足？良性位置发作性眩晕？予以前列地尔、舒血宁等静点 3 天，症状改善不著。又就诊于骨科门诊，考虑为椎动脉型颈椎病，予以骨科手法治疗，口服颈舒颗粒等药治疗 7 天，症状改善不明显，遂来诊。

刻下症：夜卧及翻身时眩晕发作，如坐舟船，呕吐痰涎，颈僵不舒，汗出微恶风，无四逆，口中和，纳食可，胃中和，大便每日 1 行，质软，小便调，因眩晕已恐惧睡眠，甚是苦楚。

既往史：高脂血症病史 5 年。

查体：血压 120/75mmHg，神清语利，心肺未见异常，腹软无压痛、反跳痛，下肢无水肿。神经系统查体：病理反射未引出。舌淡胖，苔白腻，脉沉。

辨六经：太阳太阴合病夹饮。

辨方证：苓桂术甘汤合吴茱萸汤加姜半夏。

处方：桂枝 12g，苍术 12g，茯苓 18g，炙甘草 6g，姜半夏 30g，吴茱萸 9g，党参 12g，大枣 4 枚，生姜 6 片。5 剂，水煎服，每日两次。

二诊：2018 年 7 月 17 日复诊，服用汤药后当晚即可安卧，5 剂后眩晕十去其九，呕吐未作，颈僵减，微恶风，舌淡胖、苔白腻减轻，脉沉弦略滑。

辨六经：太阳太阴合病夹饮。

辨方证：苓桂术甘汤加姜半夏。

处方：桂枝 12g，苍术 12g，茯苓 30g，炙甘草 6g，姜半夏 30g。5 剂，水煎服，每日两次。嘱其切勿贪凉饮冷。服药后病已痊愈。

【按语】

因患者为本院职工，且之前诊疗效果欠佳，接诊时多少还是有些压力，现将先辨六经继辨方证的思路还原如下。

先辨六经：

患者颈部僵硬，微恶风，初步考虑为太阳病。

结合患者刻下症，虽然有眩晕、呕吐，但无口苦、咽干等半表半里的热性表现，可以排除少阳病的可能。

患者口中和，二便调，无阳明里热证，可排除阳明病。

最后断定为太阳表虚证。

患者眩晕、呕吐痰涎，舌胖，苔白腻，脉沉，考虑为太阴病，水饮上冲。

综合考虑为太阳太阴合病夹饮。

继辨方证：

六经清晰后，选择方证。

《伤寒论》67 条："伤寒，若吐、若下后，心下逆满，气上冲胸，起则头眩，脉沉紧，发汗则动经，身为振振摇者，茯苓桂枝白术甘草汤主之。"结合临床症状，细辨符合苓桂术甘汤方证。

378 条"干呕，吐涎沫，头痛者，吴茱萸汤主之"。患者因贪凉饮冷出现眩晕、呕吐痰涎，符合吴茱萸汤方证。虽不是头痛，方证对应非方症对应，强调的是病机的对应。

在《神农本草经》中记录半夏"辛平。主伤寒寒热……头眩……止汗"。"头眩"当属痰饮上冲所致的太阴病。故首诊选择苓桂术甘汤合吴茱萸汤加姜半夏。

二诊呕吐、痰涎已无，痰饮已轻，故去吴茱萸汤，改用苓桂术甘加姜半夏。

再思考：

眩晕有真武汤方证之可能，第82条"太阳病发汗，汗出不解，其人仍发热，心下悸，头眩，身𥆧动，振振欲擗地者，真武汤主之"。真武汤为少阴太阴合病，与此案不符，故可排除。

眩晕有泽泻汤方证之可能，《金匮要略·痰饮咳嗽》25条"心下有支饮，其人苦冒眩，泽泻汤主之"。泽泻汤六经归属为阳明太阴合病，此案无阳明病，可排除。

从此案亦可以看出先辨六经继辨方证的重要性。

—— 河南（平顶山）张艳萍医案 ——

张某，女，55岁。

初诊日期：2019年10月5日。

主诉：头晕、耳鸣半月。

现病史：患者高血压病史10余年，长期口服硝苯地平缓释片，每日1片，血压稳定在正常水平。因好冷食，半月前出现头晕、头重如裹，伴阵发性耳鸣，眠差。

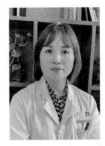

张艳萍

刻下症：患者晨起略口苦，饮食二便正常。舌质淡，苔水滑，脉沉。

辨证分析：患者舌质淡，苔水滑，脉沉，考虑水饮上冲至头部，引起头晕、耳鸣。用苓桂术甘汤和泽泻汤化解水饮。口苦则说明病位在少阳，用小柴胡汤和解少阳。

处方：柴胡30g，党参15g，清半夏15g，黄芩10g，炙甘草10g，生姜10g，大枣10g，泽泻30g，白术20g，茯苓30g，桂枝10g，生龙骨30g，生牡蛎30g，煅磁石20g。5剂，水煎服，忌一切生冷辛辣食品。

3日后，病人告知，所有症状均已消失。

山东（济南）刘利平医案

贾某，男，75 岁。

初诊日期：2019 年 6 月 3 日。

主诉：头痛，头晕，伴胸闷、心慌 1 周。

现病史：患者 1 周前与家人吵架后出现头痛、头晕，以两侧太阳穴处为主，伴胸闷、心慌。平素怕冷，即使三伏天仍穿着秋衣秋裤，有高血压病史，口服倍博特，现血压控制尚可，138/72mmHg。

刻下症：头痛头晕，以两侧太阳穴为主，胸闷心慌，四肢逆冷，无口干口苦，纳差，眠差，大便偏稀，小便可，舌质淡，苔略厚，脉沉细略弦。

辨证分析：头痛头晕、胸闷心慌、苔略厚，脉弦为少阳夹饮。四肢逆冷、脉沉细为血虚寒凝。

处方：四逆散合苓桂术甘汤、茯苓杏仁甘草汤、当归四逆汤加减，头痛、头晕加川芎、菊花、白芷，眠差加生龙骨、生牡蛎，腹凉、大便偏稀加干姜。

处方：柴胡 20g，麸炒枳实 10g，白芍 30g，茯苓 30g，桂枝 10g，炒白术 15g，炒苦杏仁 10g，川芎 30g，菊花 30g，白芷 15g，当归 15g，细辛 3g，小通草 6g，干姜 6g，丹参 30g，生龙骨 30g，生牡蛎 30g，甘草 6g。5 剂，水煎服，日 1 剂。

二诊：2019 年 6 月 13 日。

头痛、头晕已愈，仍有轻微的胸闷，手部已开始转暖。上方去川芎、菊花、白芷，纳差、苔厚加清半夏 10g、陈皮 20g、炒麦芽 30g，意合二陈汤和胃化痰，5 剂，水煎服。

后随访，无明显不适，停药。

——— 山东（泰安）刘翠红医案 ———

张某，男，52 岁，建筑工人。

初诊日期：2019 年 6 月 14 日。

主诉：头疼、头晕 2 天。

刻下症：患者口不干、不苦。头疼，头晕，纳差，消化能力弱，患胃病多年，时有反酸胃疼，经常服用奥美拉唑，平时胃里如果反酸就不头疼，如果胃里不适，不反酸就头疼。大便可。舌淡苔少色白，有水气，脉右关沉弱。

近几天由于停电，没有热水喝，渴了就喝矿泉水。喝下矿泉水后出现恶心、头疼、头晕。平时喝热水多了也会出现头晕头疼。

辨证分析：患者口不干、不苦，纳差，大便不稀，此时我想到是太阴病的脾胃气虚。首选小柴胡丸（小柴胡丸也是治疗太阴病的方子，由于是成药，剂量小一些）。

喝上矿泉水后头疼头晕，考虑是寒饮上冲颠顶，中焦有寒饮，首选吴茱萸汤加泽泻汤。

头疼有寒，我还考虑有太阳伤寒证。此人面色㿠白，瘦弱，有点外邪就容易着凉。所以我开了感冒软胶囊，成分是葛根、桂枝、白芷、川芎等具有祛寒作用的中药，有治疗头疼的作用。

处方：小柴胡丸 1 板，1 次 12 粒，1 天 3 次。

感冒软胶囊 1 板，1 次 3 粒，1 天 3 次。

吴茱萸 1 袋，党参 1 袋，生姜 3 片，大枣 3 枚，煮开水冲服。

二诊：2019 年 6 月 16 日。

刻下症：头疼好转，头晕好转。现在胃里开始反酸，脉中取，右关起。

处方：小柴胡丸 1 板，1 次 12 粒，1 天 3 次。

感冒软胶囊 1 板，1 次 3 粒，1 天 3 次。

吴茱萸 1 袋，党参 1 袋，煅瓦楞子 1 袋，乌贼骨 1 袋，泽泻 1 袋，炒白术 1 袋，茯苓 2 袋，生姜 3 片，大枣 3 枚，煮开水冲服，取 1 剂。

胃病多年应该详细调理，这种开方达不到理想效果，但是由于患者经济原因，我只能让他先治疗主要症状。随访时患者表示没有反酸的症状了。

腰痛腰冷篇

鲍艳举老师带教医案

刘某，女，46岁。

初诊日期：2011年6月10日。

主诉：恶寒腰痛2个月。

现病史：2个月前，患者无明显诱因出现腰痛、恶寒，就诊于某医院，行腰椎X线检查，示腰椎退行性病变，腰椎MR示腰椎间盘突出症，服用强骨胶囊、盘龙七片等中成药，疗效欠佳，经过推拿按摩及拔罐治疗，能暂时缓解疼痛，两小时后疼痛、恶寒依旧。遂经朋友介绍，前来进行中医治疗。

刻下症：腰痛，腰以下恶寒、恶风，轻微吹风后腰痛加重，时值夏日，下半身仍穿保暖内衣，脚穿厚袜，自身亦不能靠近铁器或墙面，若靠近，就感觉寒气袭身，下肢恶寒，双手小关节疼痛，双侧膝关节疼痛，上半身烦躁、汗出，口干不欲饮，时有胸闷气短，纳可，二便干稀不调，舌红苔白，双手寸关脉弦细滑，尺脉沉细滑。

辨证分析：该患者既有腰痛、双手小关节疼痛、双侧膝关节疼痛、腰以下恶寒恶风等下寒证，又有胸闷、气短、汗出、烦躁等上热证，综合辨证为上热下寒之厥阴病。大便干稀不调，仍是下寒的表现，可考虑用柴胡桂枝干姜汤清上温下。因患者腰部以下恶寒明显，腰部及双手关节疼痛，考虑并非单纯的厥阴病下寒证，有合少阴病的可能，单用柴胡桂枝干姜汤温下寒的话，其功效可能会达不到要求，故合用麻黄附子细辛汤温阳解表，并加用茯苓、苍术，有合肾着汤之意，加强温下寒以治腰痛的功效。

处方：柴胡桂枝干姜汤合麻黄附子细辛汤、肾着汤。

柴胡 15g，桂枝 10g，干姜 10g，天花粉 15g，生龙骨 15g（先煎），生牡蛎 15g（先煎），黄芩 5g，炙甘草 6g，白芍 10g，生麻黄 8g，附子 10g（先煎），细辛 3g，茯苓 30g，苍术 10g，生姜 10g，大枣 10g。5 剂，水煎服，每日 1 剂。

患者服完 5 剂后，下半身恶寒、疼痛大减，已能脱掉厚衣，可以靠近金属物及墙面了，口干、上半身汗出较前好转。继服上方 7 剂，诸症大减，现能正常活动。

—— 河北（唐山）王海英医案 ——

王某，女，37 岁。

初诊日期：2019 年 1 月 20 日。

主诉：腰疼，双下肢乏力 2 周。

现病史：患者 2 周前，不明原因出现腰疼，双下肢乏力。曾服用小柴胡颗粒效果不佳，在某医院检查 CT 显示：腰 4、5 椎间盘突出，要求中药治疗。

刻下症：走路跛行，眠差，口干口苦，苔白腻，大便黏腻，小便调，脉弦。

辨证分析：腰疼，口干，大便黏腻是阳明证。

口苦，脉弦是少阳证。

处方：小柴胡汤合四逆散、四妙散、大黄、生石膏。

疗效：服 7 剂，腰疼缓解，乏力消失，大便调。

—— 河北（晋州）赵丽梅医案 ——

陈某，女，33 岁。

初诊日期：2019 年 3 月 18 日。

主诉及现病史：腰凉 1 年，双下肢凉 3 年。后背紧，腿憋涨乏力，贫血，口干、口渴、口苦，苔白厚腻，大便几天一次。

刻下症：腰凉，双下肢凉，后背紧，乏力，贫血，口干、口渴、口苦，苔白腻，大便干。

辨证分析：腰凉，双下肢凉，口干不欲饮属于少阴病。

口苦属于少阳病。

处方：柴胡 20g，黄芩 10g，知母 10g，生麻黄 10g，附子 10g，细辛 9g，桂枝 10g，当归 10g，白芍 30g，通草 10g，枳实 10g，防风 10g，炒苍术 10g，生姜 10g。5 剂，日 1 剂。

药后诸症稍微好转，大便稍好。

二诊：加干姜 10g，附子加至 20g，加桑枝 10g，桂枝加至 15g。2 剂，日 1 剂。

三诊：仍腰凉，手足转温，口干、口渴症状减轻，口已不苦，大便偶干。

处方：大黄 10g，附子 30g，桂枝 20g，白芍 30g，知母 10g，生甘草 6g，柴胡 20g，枳实 10g，生姜 10g，生麻黄 10g，炒苍术 20g，防风 10g，细辛 9g，干姜 20g，桃仁 20g，茯苓 20g，独活 10g，桑枝 20g。7 剂，日 1 剂。

四诊：用药后出现口腔溃疡，其余诸症大好。

处方：桂枝 20g，白芍 30g，知母 10g，甘草 6g，柴胡 20g，枳实 10g，生姜 10g，炒苍术 20g，防风 10g，细辛 9g，干姜 20g，桃仁 20g，茯苓 20g，生麻黄 10g，大黄 10g，附子 50g，独活 10g，桑枝 20g。

7 剂，每日 1 剂，后痊愈。

———— 山东（泰安）梁孝凯医案 ————

张某，男，59 岁。

初诊日期：2018 年 4 月 6 日。

主诉：腰部不适五六年。

现病史：腰部不适持续 5～6 年，秋末冬初开始恶寒、恶风，感觉风从腰部进入体内，到春天才开始好转，舌淡苔白，脉沉细，二便调，饮食差，眠可。

辨证分析：根据患者发病情况，结合舌脉，辨证为太阳少阴合病。

处方：葛根汤合附子汤加减。

葛根 30g，麻黄 10g，桂枝 10g，白芍 30g，生姜 10g，大枣 15g，炙甘草 10g，黑顺片 10g，党参 10g，茯苓 30g，白术 10g，苍术 10g，砂仁 9g，木香 6g。

水煎服，7 剂，日 1 剂。

二诊：服药后症状减轻，舌淡苔薄白，脉沉，饮食好转。

处方：葛根 30g，麻黄 10g，桂枝 10g，白芍 30g，生姜 10g，大枣 15g，炙甘草 10g，黑顺片 20g，党参 10g，茯苓 30g，白术 10g，苍术 10g，砂仁 9g，木香 6g。

三诊：患者腰部恶寒、恶风症状基本好转，上方加减 14 剂痊愈。

——— 河北（怀来）吴志鹏医案 ———

张某，男，31 岁。

初诊日期：2018 年 7 月 21 日。

主诉：腰痛、腹痛 1 个月，加重 1 周。

现病史：患者 1 个月前无明显诱因出现腰疼、腹痛，近 1 周加重，腰部、腹部出现绞痛，经本地医院检查为肾结石，B 超显示右肾轻度积水，右肾结石，右侧输尿管扩张伴结石，前列腺钙化灶。

刻下症：腹痛，腰疼，口干口苦，恶心，呕吐，胃胀满，纳差，小便不利，大便略干，舌质红，苔厚黄腻，脉弦滑。

辨证分析：患者口干，口苦，恶心，脉弦，考虑为少阳实热证，用小柴胡汤和解少阳，调和胃气。

小便不利，口干，舌质红，苔黄腻考虑为湿热内蕴之阳明病，用猪苓汤利水渗湿。

恶心，呕吐，胃胀满考虑水饮内停，用五苓散去水降逆。

加大黄、薏苡仁增强清热利湿。

用海金沙、金钱草，利尿通淋，排石化石。

加王不留行以行气止痛。

处方：柴胡 15g，黄芩 6g，半夏 10g，党参 10g，炙甘草 10g，生姜 10g，大枣 15g，猪苓 15g，茯苓 30g，泽泻 30g，苍术 10g，桂枝 10g，滑石 30g，阿胶 6g（烊化），海金沙 30g，金钱草 30g，酒大黄 6g（后下），薏苡仁 30g，炒王不留行 30g。7 剂，每日 1 剂，水煎服。

二诊：自述服药效果明显，腹痛腰疼消失，胃特别舒服，继续用原方，加鸡内金取其化坚消石之功。

2018 年 8 月 20 日患者复查 B 超显示右肾积水消失，继续服药到 28 剂，排出数十枚结石，病告痊愈。

陕西（咸阳）赵松庆医案

李某，女，64岁。

初诊日期：2018年12月3日。

主诉：右腰部及臀部疼痛2个月。

现病史：患者于2个月前无明显原因出现右腰部及臀部疱疹并伴疼痛，在当地某二甲医院就诊，诊断为"带状疱疹"并收住院治疗。经治疱疹消失，但疼痛未见缓解，每日需服用安定片及芬必得方能止痛安眠。为求进一步治疗，先后在两家三甲医院皮肤科和疼痛科就诊，诊断为"带状疱疹后神经痛"并收住院治疗，经治疗疼痛得到控制。患者目前需服用普瑞巴林（乐瑞卡）治疗疼痛，服用剂量每次4片，1日2次，已达到该药治疗的极量，方能缓解疼痛。加之服用该药已1月余，且该药不良反应较多，患者对此心生恐慌。为此寻求中医治疗，并停用该药，经朋友介绍前来诊治。既往2年前行"结肠癌"根治手术。

刻下症：恶寒、怕风，口苦、口干，脘腹胀满，右腰部及臀部疼痛，纳差，大便稀溏每日3～4次，手脚冰凉，舌质紫暗，有瘀斑，边有齿痕，脉沉细重按无力。

辨证分析：口苦、口干考虑为少阳病。

脘腹胀满，大便稀溏，纳差考虑为太阴病。

恶寒、怕风，手脚冰凉，右腰部及臀部疼痛，脉沉细重按无力考虑为少阴病。

舌质紫暗有瘀斑考虑为瘀血内停。

处方：柴胡桂枝干姜汤合麻黄附子细辛汤合平胃散合四逆散合桂枝茯苓丸加减。

柴胡 20g，桂枝 12g，肉桂 8g，干姜 30g，炮姜 30g，黄芩 10g，天花粉 25g，生牡蛎 30g，炙甘草 10g，麻黄 10g，制附片 20g，细辛 10g，厚朴 20g，陈皮 20g，茯苓 40g，桃仁 30g，白芍 100g，牡丹皮 20g，枳实 15g，焦山楂 30g，神曲 30g，麦芽 30g。7 剂，日 1 剂。忌生凉、水果、刺激性食物。

二诊：2018 年 12 月 10 日。

恶寒、怕风，口苦、口干，脘腹胀满，纳差，大便稀溏，手脚冰凉较前好转，右腰部及臀部疼痛较前减轻，目前每天服用普瑞巴林剂量已减至 7 片。上方制附片由 20g 改为 30g，白芍由 100g 改为 150g。10 剂，日 1 剂。忌生凉、水果、刺激性食物。

三诊：2018 年 12 月 20 日。

恶寒、怕风、口苦、口干，脘腹胀满，纳差，大便稀溏，手脚冰凉较前显著减轻，右腰部及臀部疼痛较前明显减轻，目前每天普瑞巴林服用剂量已减至 4 片。效不更方。

10 剂，日 1 剂。

四诊：恶寒、怕风，口苦，腹胀满，纳差，大便稀溏症状消失。偶感口干，手脚转热。

右腰部及臀部疼痛较前减轻，普瑞巴林已减至每天 2 片。

柴胡桂枝干姜汤合麻黄附子细辛汤合四逆散合桂枝茯苓丸加减。

柴胡 16g，桂枝 10g，干姜 20g，黄芩 10g，天花粉 20g，生牡蛎 20g，炙甘草 10g，麻黄 10g，制附片 30g，细辛 8g，白芍 150g，枳实 15g，茯苓 30g，桃仁 30g，牡丹皮 20g，焦三仙各 30g。10 剂，已完全停用普瑞巴林，且疼痛完全消失，病愈。

小便篇

鲍艳举老师带教医案

张某，女，45 岁。

初诊日期：2012 年 4 月 3 日。

主诉：间断尿频、尿急、尿痛 2 周。2 周前，患者受寒后出现恶寒、发热、无汗、周身疼痛，体温最高达 38.9℃，伴有尿频、尿急、尿痛，就诊于某医院急诊，诊断为泌尿系感染，予抗感染、退烧以及口服尿感宁颗粒等药治疗，症状较前好转，已无高热、恶寒，但仍有小便淋沥不尽，为求中医治疗前来诊治。

刻下症：尿频、尿急，尿有灼热感，口干，恶风，汗出，无发热，纳可，大便调，舌红，苔薄黄，脉浮滑。

辨证分析：西医诊断为泌尿系感染。中医诊断为淋证。

辨证为营卫不和，湿热下注。该患者受寒后出现了无汗、恶寒、发热、身痛的伤寒表实证，经抗感染治疗及服用退烧药后，症见恶风、汗出、脉浮，考虑为营卫不和之太阳表虚寒证，方选桂枝汤调和营卫。

尿频、尿急、尿有灼热感、口干、舌红、苔薄黄、脉滑，辨证为湿热下注，方选猪苓汤清热利湿，加金钱草、生石膏以加强清热利湿之功，方证对应。

处方：桂枝汤合猪苓汤加减。

桂枝 10g，白芍 10g，生甘草 5g，生姜 3 片，大枣 3 枚，猪苓 30g，茯苓 30g，泽泻 30g，滑石 30g，阿胶珠 10g，金钱草 30g。5 剂，水煎服，每日 1 剂。

患者服完 3 剂后，恶风、汗出症状消失，尿频、尿急、尿有灼热感、口干症状较前好转，继服 2 剂，诸症消失，病告痊愈。

—— 河南（平顶山）张艳萍医案 ——

华某，女，36 岁。

初诊日期：2019 年 6 月 18 号。

主诉：尿急、尿频 2 天。

现病史：患者于 2 天前无诱因出现尿急、尿频，伴少腹憋胀感。自服诺氟沙星、牛黄解毒片无效，前来就诊。

刻下症：口干，口苦，舌红苔黄腻，水滑，脉弦，尿潜血（+++），大便 2 日一行，略干。

辨证分析：口苦、脉弦属少阳病。

口干、大便略干属于阳明病。

舌红、苔黄腻属湿热兼有水湿化热。

处方：柴胡 30g，党参 10g，黄芩 10g，清半夏 10g，炙甘草 10g，生姜 10g，大枣 10g，麸炒苍术 10g，生薏苡仁 30g，黄柏 10g，川牛膝 30g，猪苓 15g，茯苓 15g，生白术 30g，滑石粉 20g，女贞子 20g，生大黄 10g，生石膏 30g。5 剂，水煎服。

二诊：2019 年 6 月 23 日。

诸症消失，复查尿常规正常。

山东（济南）刘利平医案

路某，女，53 岁。

初诊日期：2019 年 3 月 20 日。

主诉：哈欠频作 1 年余，尿频、尿急、尿痛 1 周。

刻下症：患者因尿频、尿急、尿痛前来就诊，无发热，无口干、口苦，问诊过程中，发现患者不说话时即哈欠频作，无停歇，经询问得知，患者哈欠频作已有 1 年余，白天干活或聊天时均无异常，一旦停止干活或聊天，即时发作，曾多方治疗效果不明显，夜间睡眠尚可，梦多，舌质淡红，苔薄，脉沉细。

辨证分析：尿频、尿急、尿痛为水热互结下焦之猪苓汤证。哈欠连天，脉沉细考虑为少阴病之"但欲寐"，用麻黄附子甘草汤。

处方：猪苓汤合麻黄附子甘草汤加减。

猪苓 15g，茯苓 15g，泽泻 20g，滑石 15g，柴胡 20g，麸炒枳实 10g，白芍 30g，龙骨 30g，牡蛎 30g，炒酸枣仁 30g，麻黄 5g，制附子 6g（先煎），甘草 10g，阿胶 6g（烊化）。5 剂，水煎服，日 1 剂。

二诊：2019 年 4 月 1 日。

尿路感染已除，但仍哈欠频作，舌质淡红，苔薄，脉沉细。患者女性，53 岁，已经闭经，考虑属于"脏躁"范畴。

遂调整处方为：麻黄附子甘草汤合甘麦大枣汤加减。

处方：麻黄 6g，制附子 10g（先煎），炙甘草 10g，浮小麦 30g，红枣 10g，丹参 30g，红花 10g。5 剂，水煎服，日 1 剂。

此后便无患者消息，以为无效。2019 年 5 月 5 日患者又因其他问题就诊，告知"哈欠频作"一症基本不再发作。

失眠篇

鲍艳举老师带教医案

张某，女，31岁。

初诊日期：2018年12月26日。

主诉：睡眠障碍3月余。

现病史：因工作压力较大，较为紧张，出现入睡困难，睡眠质量不佳等症状，想服中药调理，故前来就诊。

刻下症：入睡困难，睡眠质量差，多梦，疲倦乏力，额头痤疮，色红，舌苔白腻，质红。

辨证分析：患者情绪紧张后出现入睡困难，多梦，面部痤疮为少阳郁热，舌苔白腻，质红，为太阴水湿，故用小柴胡汤清少阳热，用当归芍药散血水同调，重用茯苓祛水湿，加川芎。金银花、大青叶、菊花可清头面部热。酸枣仁、五味子、首乌藤安神。

处方：小柴胡汤合当归芍药散加减。

生龙骨45g，生牡蛎45g，柴胡25g，清半夏9g，黄芩10g，党参10g，甘草10g，生姜10g，大枣15g，当归10g，茯苓60g，白芍30g，泽泻20g，麸炒白术20g，川芎8g，炒酸枣仁30g，醋五味子30g，金银花15g，蓼大青叶30g，菊花30g，首乌藤30g。14剂，颗粒剂冲服，日1剂。嘱忌食辛辣、刺激、甘甜、生冷之品。

二诊：2019年1月9日。

服14剂后睡眠明显好转，面部痤疮明显好转，加杏仁20g，连翘20g，继服14剂巩固疗效。

新疆（喀什）刘文国医案

刘某，女，41 岁。

初诊日期：2019 年 6 月 3 日。

主诉：失眠、乏力 2 年余，加重 3 个月。

刻下症：晨起口苦，眠差，乏力明显，不欲进食，善叹息，烦躁易怒，胸闷，舌红苔薄白，脉弦细，体表浅静脉青紫。

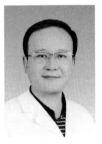

刘文国

辨证分析：口苦，烦躁，易发火，善叹息，胸闷属少阳之热。

不欲进食，乏力，属气虚。

血管浅露属瘀血。

处方：柴胡 15g，龙骨 15g，牡蛎 15g，黄芩 8g，半夏 10g，茯苓 18g，党参 10g，生姜 10g，大枣 15g，甘草 8g，陈皮 15g，厚朴 15g，麦芽 10g，山楂 10g，神曲 10g，桃仁 10g，杏仁 10g，香附 12g。

7 剂后乏力、眠差、胸闷都好转，进食亦可，心情较前舒畅，口苦未减轻，在上方中加黄连 6g，继服 7 剂。

河南（卫辉）李鑫医案

患者，女，60岁。

初诊日期：2019年1月7日。

主诉：失眠6天。

刻下症：失眠，腹胀，眼干，偶有头晕，晨起偶有口苦，血压165/95mmHg，舌淡红，苔白厚腻，脉弦。

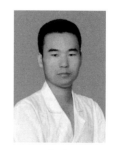

李鑫

辨证分析：患者口苦、眼干涩辨证为少阳病。

苔白厚腻辨证为湿热阳明病。

处方：小柴胡汤合四妙散加陈皮、厚朴、苏梗、茯苓，理气健脾利湿，其中陈皮、厚朴相当于合平胃散治疗腹胀，加夏枯草、钩藤降压，考虑其失眠可能是脾胃不和或血压高引起，茯苓利水健脾和胃，也有安神的作用，暂未加专药安神。

处方：柴胡30g，黄芩15g，半夏10g，党参10g，黄柏6g，生薏苡仁30g，苍术10g，川牛膝20g，厚朴20g，陈皮30g，茯苓30g，夏枯草20g，钩藤20g，菊花30g，苏梗10g，炙甘草10g。3剂，水煎服。

1月9日患者把第1剂煎两次后一次服完，当晚已不再失眠。当天腹泻4次，嘱其每剂药煎好后分两次服。服完3剂药后，腹胀、口苦消失，头晕、眼干减轻，未再继续服药。

——— 吉林（松原）徐立梅医案 ———

姜某，女，65 岁。

初诊日期：2019 年 4 月 15 日。

主诉：失眠 2 个月。

刻下症：口干、口苦，失眠，吃饭没胃口，大便

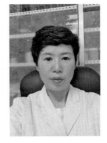

调，浑身无力，手脚热，舌红苔薄黄，脉弦滑。

辨证分析：口苦属少阳之热。

口干、舌红、苔薄黄、手脚热属阳明里热。

徐立梅

故属于少阳阳明合病。

治疗方案：针刀配合口服中药。

处方：柴胡龙骨牡蛎汤合四妙散。

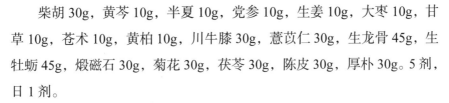

柴胡 30g，黄芩 10g，半夏 10g，党参 10g，生姜 10g，大枣 10g，甘草 10g，苍术 10g，黄柏 10g，川牛膝 30g，薏苡仁 30g，生龙骨 45g，生牡蛎 45g，煅磁石 30g，菊花 30g，茯苓 30g，陈皮 30g，厚朴 30g。5 剂，日 1 剂。

二诊：口干、口苦大有好转，患者自述，服药两天就睡了个好觉，睡眠明显好转，身体轻松。

原方继服 5 剂。

后回访痊愈。

妇科篇

鲍艳举老师带教医案

陈某，女性，35 岁。

初诊日期：2011 年 8 月 9 日。

主诉：闭经 3 个月。

现病史：3 个月前，患者因外出受寒后出现腰背疼痛，时有恶风，此后患者经常感觉腰背部疼痛、恶风，似"未穿衣服"，无汗，渐出现闭经，偶有少腹部不适。患者曾就诊于某西医院妇科，经各项检查均未见明显器质性病变，也曾就诊于某中医院妇科，服用活血化瘀调经中药汤剂，月经均未至。

刻下症：晨起口干，月经 3 个月未至，右侧少腹隐痛，腰背疼痛，时有恶风，经常感觉腰部似"未穿衣服"，无汗，纳可，眠可，大便略干，2 天 1 行。舌红，苔白，脉浮滑有力，以寸脉为著。

中医诊断：闭经。

辨证分析：风寒束表兼下焦蓄血。

治法：解表散寒，清热祛瘀。

处方：葛根汤合抵当汤加减。

葛根 15g，生麻黄 10g，桂枝 10g，白芍 10g，炙甘草 5g，生姜 3 片，大枣 3 枚，水蛭 6g，土鳖虫 6g，桃仁 15g。5 剂，水煎服，每日 1 剂。忌烟酒及辛辣、刺激、肥甘、油腻、生冷之品。

二诊：2011 年 8 月 12 日。

患者来电诉服药第 3 剂时，即来月经，当时排出了很多黑色血块，并伴随有一过性的腹痛，腰背部疼痛消失。嘱患者坚持服药，继续把瘀血多排出一些。二诊后，予柴胡剂合桂枝茯苓丸、当归芍药散、四逆散、逍遥散等，调理 1 个月，随访 1 年，患者月经周期及月经量基本正常，无明显不适。

【按语】

女子属阴，以血为本，"冲为血海，任主胞胎"，脾生血，肝藏血，精血互化，均与妇女月经有着密切的关系，故中医学认为闭经重在调理肝、脾、肾、冲任气血功能，或从养血调经、调理冲任、健脾调肝补肾着手，使血海满盈，胞脉通畅，经水自行；或峻用破气破血之药祛瘀通经。该患者月经 3 个月未至、右侧少腹隐痛、口干、大便略干、脉滑，考虑有下焦瘀血。因患者病程较长，考虑其瘀血并非一般的瘀血，而是比较顽固胶结之瘀血，故首选抵当汤活血逐瘀。此外，患者因受寒后出现腰背疼痛，时有恶风，经常感觉腰部似"未穿衣服"，无汗，脉浮，以寸脉为著，考虑为风寒束表之伤寒表实证，故方选用葛根汤解表散寒。

本案体现了"提壶揭盖"的思想，用葛根汤宣肺解表，上焦之气通畅则下焦之血易下，即"开上源以利下流"。患者因受寒后出现闭经，前医仅关注于患者的闭经，忽略了外感表实证，单纯予活血化瘀调经的中药汤剂而无效，说明了上焦气机郁滞、闭塞不通，则下焦之气机不畅而血难下。同时也可以理解该患者为表里同病，单纯治疗里证忽略表证，则里证往往不解。《伤寒论》中所述的伤寒表实证，与病程、时令无关，只要有"恶寒、无汗，或未发热，或已发热，脉浮紧"的症状，均辨证为伤寒表实证，可以用麻黄汤或葛根汤散寒解表。

—— 河南（平顶山）张艳萍医案一 ——

苏某，女，45 岁。

初诊日期：2019 年 6 月 18 日。

主诉：阴道不规则出血 2 个月。

现病史：2 个月前患者无诱因出现阴道不规则出血，量时多时少，有血块。曾经多个医生诊治未果，甚是痛苦。近几日出血量明显增多且伴头晕、心悸、纳差、打嗝等症状，经人介绍前来就诊。

刻下症：病人贫血面容，精神欠佳。舌淡苔白，脉沉弦，二便正常。超声提示子宫内膜增厚约 11mm。血红蛋白 69g/L。

辨证分析：病人纳差、苔白、脉弦属少阳病。

病人贫血、出血、脉沉且伴血块，有血虚、血瘀、水饮的病机。

处方：柴胡 30g，党参 10g，姜半夏 10g，黄芩 10g，炙甘草 10g，生姜 10g，大枣 10g，当归 15g，白芍 30g，川芎 10g，茯苓 30g，生白术 15g，泽泻 15g，桂枝 10g，牡丹皮 15g，桃仁 12g，煅龙骨 30g，煅牡蛎 30g，仙鹤草 30g。7 剂，水煎服。

二诊：2019 年 6 月 26 日。

患者精神、面色大好，告知服 1 剂药出血即止，现头晕、心悸消失，食量增加，偶感胃胀。上方去煅龙骨、煅牡蛎、仙鹤草，7 剂巩固。

—— 河南（平顶山）张艳萍医案二 ——

李某，女，37 岁。

主诉：痛经、经量大 6 年。

现病史：患者于 6 年前无诱因出现痛经、经量增多有血块，经医院诊断为子宫腺肌症，曾口服内美通、丹那唑及各种中西药，效差。

刻下症：患者贫血面容，面部色斑，乏力消瘦，手足不温，眠差，烦躁，饮食正常，大便两三日一行，舌淡，苔水滑略腻，舌体偏大，脉弦细，重按无力，B 超示子宫增大，约 80mm×63mm×52mm，形态饱满如球。血红蛋白 72g/L。

辨证分析：患者经量大，有瘀血块，伴贫血，面部色斑，考虑血虚血瘀证。舌淡，苔水滑，考虑水饮，用当归芍药散合桂枝茯苓丸利水补血并活血化瘀。患者乏力，手足不温，眠差烦躁说明阴浊之气较重，用吴茱萸汤养血温经散寒以散阴浊。

辨六经：太阴少阴合病。

辨病机：血虚，血瘀，水湿。

处方：当归 15g，川芎 15g，白芍 80g，泽泻 40g，茯苓 30g，白术 30g，桂枝 15g，炙甘草 10g，吴茱萸 20g，红参 20g，生姜 40g，大枣 20g。7 剂，水煎服。忌一切生冷辛辣食品。

二诊：患者乏力减轻，大便 1 日 1 行，睡眠好转，烦躁消失，续方 14 剂。彩超复查宫体明显缩小，血红蛋白 91g/L，面部色斑明显减轻。

—— 河北（丰宁）褚倩侠医案 ——

刘某，女，28 岁。

初诊日期：2018 年 10 月 12 日。

主诉：月经提前 6 个月。

现病史：患者 6 个月前无明显诱因出现月经提前，经量大且淋沥不尽，血色鲜红，伴有少量血块，偶有少腹部隐痛，口干、口苦、眼干、鼻干，经常咽痛，怕热，活动后易出汗，渴欲饮水，纳可，眠可，小便色黄，大便稍干，1～2 日 1 行，舌红，苔白，有裂纹，脉滑数。

刻下症：月经淋沥不尽，血色鲜红，伴有少量血块，偶有少腹部隐痛，口干口苦咽干，小便色黄，大便干，舌红苔白有裂纹，脉滑数。

辨证论治：患者月经淋沥不尽，血色鲜红，伴有少量血块，偶有少腹部隐痛，为血瘀。

月经提前，血色鲜红，考虑瘀血化热，热迫血行。

患者口干，口苦，咽干，舌红苔白，怕热，渴欲饮水，大便干，脉滑数，属少阳阳明合病。

诊断：少阳阳明合病夹瘀血。

治则：和解少阳，清热化瘀止血。

处方：胶艾四物汤合小柴胡汤合白虎汤。

阿胶 6g，艾叶炭 10g，当归 10g，生地黄 10g，川芎 10g，白芍 15g，柴胡 12g，黄芩 6g，党参 8g，清半夏 10g，生姜 10g，甘草 6g，大枣 10g，续断炭 10g，血余炭 10g，棕榈炭 6g，大黄炭 6g，生石膏 15g，蒲公英 12g，桑叶 12g，野菊花 15g。7 剂，水煎服，1 日 1 剂。

二诊：2018 年 10 月 20 日。

服药后效果明显，经量明显减少，口干、口苦减轻，效不更方，继用原方加生地炭 10g 加强止血。继服 3 周，月经周期及经量正常，脉静身凉，无不适。随访至今没有复发。

【按语】

患者月经淋沥不尽，小腹隐痛，有血块，很容易想到胶艾四物汤，该方中四物汤可以养血活血，艾叶、阿胶可以养血止血，加之患者口干口苦，用小柴胡汤可以清少阳热，梳理气机；口干、咽干、大便干、脉滑数，用白虎汤清阳明热，便秘加大黄炭，取大黄炭活血止血通便之意，更加蒲公英、野菊花、桑叶加强清热，配合炭类药物止血，共奏清热活血止血之功。这其中关键的问题是能否明确六经，如果忽略了少阳病和阳明病，月经淋沥不尽会很快好转吗？我觉得不会。鲍老师讲课曾经提到："三经的病如果治疗一经或者两经病情能缓解吗？"确实不能，所以只有全面分析六经，才能直达病机，疗效确切。看病就是要明明白白地看，对了知道对在什么地方，错了知道如何改正。

—— 辽宁（沈阳）裴东医案 ——

胡某，女，42岁。

初诊日期：2019年5月19日。

主诉：月经淋沥不尽3个月。

刻下症：该患近3个月出现月经淋沥不尽，每次提前1周左右，量少，色暗，持续半个月，与剧烈运动有关。彩超检查显示：多发性子宫肌瘤，2～3cm，面色淡白，有色斑，疲乏无力，情绪急躁，腰酸，口干，无口苦，二便正常，舌淡苔白腻，脉沉紧。

辨证分析：月经淋沥不尽，口干，苔腻考虑阳明热。

舌淡，疲乏无力考虑太阴气虚。

处方：胶艾四物汤加生石膏。

阿胶15g，生地炭20g，白芍15g，当归20g，川芎15g，艾叶炭15g，地榆炭15g，生石膏30g。7剂，水煎服。

1周后复诊效果不佳，每天仍然有出血，量减少一些，有血块，考虑有瘀血存在，在上方的基础上加用水蛭10g，土鳖虫10g，桃仁20g，黄芪30g，茯苓30g，泽泻20g，炒白术15g，7剂，服完后来诊血止，气色好转，继续调理月余。

北京张华清医案

徐某，女，40岁。

初诊日期：2018年10月24日。

主诉：月经淋沥不尽近2年多。

刻下症：每次月经来乳房胀痛，小腹胀，自感有冷风吹入，量少，有血块，淋沥不尽，时长半月。晨起眼睑肿，眼干涩，牙龈易出血，眠差，食可，小便黄，稍热。舌淡胖，苔薄滑，脉弦细。

辨证分析：每次月经来乳胀，脉弦，为少阳病，考虑小柴胡汤。

小腹胀且像有冷风吹入，月经量少，有血块，淋沥不尽，时长半月。晨起眼睑肿，舌淡胖，苔薄滑，脉细，为太阴里虚寒血虚证，考虑胶艾四物汤。

眼干涩痛，加菊花、桑叶、密蒙花，清热散风止痛。

小便黄稍热，加金钱草清热利尿。

小腹胀，加厚朴、陈皮理气。

眠差，加龙骨、牡蛎重镇安神。

牙龈易出血，加白茅根清热止血。

处方：小柴胡合胶艾四物汤加减。

柴胡15g，白芍15g，生甘草6g，党参10g，黄芩10g，清半夏10g，生姜10g，大枣15g，厚朴15g，陈皮10g，艾叶炭10g，生地炭10g，当归10g，川芎6g，生地黄10g，金钱草10g，白茅根15g，菊花15g，桑

叶 15g，龙骨 15g，牡蛎 15g，阿胶 10g（烊化）。7 剂，水煎服，每日 1
剂 2 次，饭后温服。

疗效：服药 5 剂，诸症改善，继续治疗。

山东（泰安）刘翠红医案

于某，女，29岁。

初诊日期：2019年5月22日。

主诉：不明原因停经6月余。

刻下症：口不干不苦，纳可，大便正常；有时候脾气急，舌淡水滑，有齿痕；脉关弱，总体脉沉。皮肤温度偏凉。仔细问诊得知患者经常饮用饮料、冰镇的凉水、水果。半年前检查出多囊卵巢，内膜0.8cm，为了来月经曾经服用黄体酮。

辨证分析：口不干不苦，有时候脾气急，选四逆散。

舌淡，水滑苔，有齿痕，脉关弱，考虑脾胃虚弱，血虚，有水饮。

皮肤凉，平时经常喝冷饮，脉沉，考虑有虚寒。

检查有多囊卵巢，考虑有寒瘀的存在。

所以整体辨证下来病性偏阴。

处方：四逆散加当归芍药散加当归四逆汤加厚姜半甘参汤加减，同时配合针刀治疗。

柴胡25g，麸炒枳实15g，生白芍20g，炙甘草10g，当归20g，泽泻10g，川芎20g，麸炒白术30g，茯苓50g，桂枝15g，细辛5g，小通草10g，姜厚朴20g，陈皮20g，生姜3片，大枣10g（掰开），党参10g，香附20g，苏梗10g。6剂，水煎服，1日1剂，1天2次。

二诊：2019年5月29日。

患者自诉没有好转的感觉，只是舌象及舌色、水滑好转。

初诊时加了 15g 桂枝，患者居然没有感觉口干！所以这次来诊，桂枝加到 20g，又加了菟丝子 10g，水蛭 10g，土鳖虫 20g，可以起到攻邪的效果。

处方：柴胡 25g，麸炒枳实 15g，生白芍 20g，炙甘草 10g，当归 20g，泽泻 10g，川芎 30g，麸炒白术 30g，茯苓 50g，桂枝 20g，细辛 5g，菟丝子 10g，姜厚朴 25g，陈皮 20g，生姜 10g，大枣 10g（掰开），党参 10g，苍术 10g，香附 20g，苏梗 10g，土鳖虫 20g，水蛭 10g。6 剂，水煎服，1 日 1 剂，1 天 2 次。

三诊：2019 年 6 月 4 日。

患者开始着急，月经怎么还不来呢？

我诊脉后感觉还是不行，口仍然不干，证明内虚寒还是比较严重的。我告诉患者坚持是唯一的选择！

处方：柴胡 20g，麸炒枳实 15g，生白芍 20g，炙甘草 10g，当归 20g，泽泻 20g，川芎 30g，麸炒白术 30g，茯苓 50g，桂枝 20g，细辛 5g，菟丝子 15g，姜厚朴 20g，陈皮 20g，生姜 10g，大枣 10g（掰开），党参 10g，苍术 10g，香附 20g，苏梗 10g，土鳖虫 20g，水蛭 10g，红花 10g，醋莪术 10g。5 剂，水煎服，1 日 1 剂，1 天 2 次。

四诊：2019 年 6 月 12 日。

诊脉的时候感觉尺脉有所恢复，其他部位的脉都好转，此时我感觉患者的月经快要来潮，便胸有成竹地说："月经快来潮了！"

处方：柴胡 20g，麸炒枳实 15g，生白芍 20g，炙甘草 10g，当归 20g，泽泻 20g，川芎 30g，麸炒白术 30g，茯苓 80g，桂枝 20g，细辛 5g，菟丝子 15g，姜厚朴 20g，陈皮 20g，生姜 10g，大枣 10g（掰开），党参 10g，苍术 10g，香附 20g，苏梗 10g，土鳖虫 20g，水蛭 10g，红花 10g，醋莪术 10g，三棱 10g，小通草 10g。5 剂，水煎服，1 日 1 剂，1 天 2 次。

五诊：2019 年 6 月 18 日。

患者没有跟我商量，自行去医院做了 B 超，结果是内膜 1.1cm，卵巢囊肿无！舌变红，有点水滑。继续服用中药。

此时我改变思路，患者的气血上来了，内膜 1.1cm，此时必须在温通的同时加大活血化瘀药的用量。方剂采用四逆散加当归四逆汤加桂枝茯苓丸加抵当汤。

处方：柴胡 20g，麸炒枳实 15g，生白芍 20g，炙甘草 10g，当归 20g，桂枝 30g，细辛 5g，小通草 10g，生姜 10g，大枣 10g（掰开），菟丝子 20g，姜厚朴 35g，陈皮 30g，炒桃仁 40g，红花 20g，水蛭 20g，土鳖虫 30g，醋莪术 10g，三棱 10g，茯苓 80g，泽泻 20g，麸炒白术 30g，川芎 30g，党参 10g，牡丹皮 10g，川牛膝 20g。5 剂，水煎服，1 日 1 剂，1 天 2 次。

2019 年 6 月 23 日早上患者发信息：来月经了！隔一天询问，量也可以。患者高兴，皆大欢喜。

高血糖篇

<h1>鲍艳举老师带教医案</h1>

魏某，女，58岁。

初诊日期：2017年11月29日。

主诉：口干、口苦1周。

现病史：1周前患者因糖尿病、青光眼入院，入院后精神紧张，出现口干、口苦、难以入睡，遂前来就诊。

刻下症：口干，口苦，夜间明显，平卧加重，难以入睡，伴有鼻塞且有少量白黏痰，视物模糊，头晕，心烦，舌苔薄白，质红少苔，高血糖，青光眼用西药控制，但血糖仍偏高。

辨证分析：患者有头晕、口干口苦、视物模糊、鼻塞等孔窍疾患，考虑实热郁于半表半里、循孔道上涌之少阳证。

口干明显考虑为阳明热盛，加知母、石膏清阳明热。

有少量黏痰，为痰气互结之半夏厚朴汤证，鱼腥草清热化痰，合栀子豉汤清上焦郁热、止心烦。

患者精神紧张，"欲卧不能卧，欲行不能行"，考虑为百合病，用百合地黄汤养阴清热。

金银花、连翘、野菊花皆能清头面之热，连翘清咽喉之热，野菊花清肝明目。龙骨、牡蛎重镇安神。

处方：小柴胡汤合半夏厚朴汤合百合地黄汤合栀子豉汤加减。

金银花20g，连翘30g，野菊花30g，柴胡30g，黄芩12g，清半夏10g，甘草10g，生姜10g，大枣15g，姜厚朴30g，茯苓45g，炒紫苏子

15g，生牡蛎 45g，生龙骨 45g，炒栀子 15g，百合 45g，知母 60g，生石膏 60g，生地黄 60g，淡豆豉 20g，鱼腥草 30g。7 剂，颗粒剂冲服，日 1 剂。嘱忌食辛辣、刺激、甘甜、生冷之品。

二诊：2017 年 12 月 6 日。

药后鼻塞改善。

刻下症：口干，口苦，夜间明显，平卧加重，难以入睡，视物模糊，胃胀，纳差，胸闷发憋，下午 2 点至 3 点明显，常悲伤欲哭，舌苔薄白，少苔质红，糖尿病、青光眼用西药控制，高血糖配合中药治疗后恢复正常。

加酸枣仁、五味子安神，密蒙花、决明子明目，平胃散燥湿运脾、行气和胃，四妙散清热燥湿，桃仁活血通便。

处方：小柴胡汤合四妙散合平胃散加减。

菊花 30g，夏枯草 30g，生龙骨 45g，生牡蛎 45g，柴胡 30g，黄芩 12g，清半夏 20g，党参 10g，甘草 10g，生姜 10g，大枣 15g，炒酸枣仁 30g，醋五味子 30g，麸炒苍术 10g，关黄柏 10g，川牛膝 45g，生薏苡仁 30g，密蒙花 20g，炒决明子 30g，陈皮 30g，姜厚朴 30g，麸炒枳实 15g，连翘 30g，桃仁 30g。7 剂，颗粒剂冲服，日 1 剂。嘱忌食辛辣、刺激、甘甜、生冷之品。

三诊：2017 年 12 月 13 日。

药后口干，口苦，胃胀，纳差，入睡困难明显改善，血糖配合中药治疗后恢复正常。

刻下症：眼干涩疼，面部疼痛，脚麻，夜尿多，视物模糊，略有心慌。

辨证分析：病程日久，选用大柴胡汤透发少阳郁热，通腑泄热，与白虎汤合用清阳明热，川芎、钩藤活血息风，加大牡蛎用量以重镇安神，平肝潜阳。

处方：大柴胡汤合四妙散合白虎汤加减。

柴胡 45g，黄芩 12g，清半夏 20g，党参 10g，甘草 10g，生姜 10g，大枣 15g，麸炒枳实 15g，白芍 30g，桃仁 30g，生大黄 12g，姜厚朴 30g，生龙骨 45g，生牡蛎 90g，麸炒苍术 10g，关黄柏 10g，川牛膝 45g，生薏苡仁 30g，菊花 30g，夏枯草 45g，生石膏 200g，知母 45g，川芎 30g，钩藤 30g，炒酸枣仁 30g，野菊花 30g。14 剂，颗粒剂冲服，日 1 剂。嘱忌食辛辣、刺激、甘甜、生冷之品。

四诊：2017 年 12 月 27 日。

药后视物模糊明显好转，血糖恢复正常，睡眠明显好转。

刻下症：视物略模糊，眼干涩，便干，眠差。

阳明气分热退，去石膏，原方加减继服以巩固疗效。

处方：菊花 30g，夏枯草 30g，生龙骨 45g，生牡蛎 45g，柴胡 30g，黄芩 12g，清半夏 20g，党参 10g，甘草 10g，生姜 10g，大枣 15g，炒枣仁 30g，醋五味子 30g，麸炒苍术 10g，关黄柏 10g，川牛膝 45g，生薏苡仁 30g，密蒙花 20g，炒决明子 30g，陈皮 30g，姜厚朴 30g，麸炒枳实 15g，连翘 30g，桃仁 30g，生大黄 10g，芒硝 3g。14 剂，颗粒剂冲服，日 1 剂。嘱忌食辛辣、刺激、甘甜、生冷之品。

吉林（延边）申昌龙医案

杨某，女，27 岁。

初诊日期：2018 年 10 月 28 日。

主诉：发现血糖高 2 年。

现病史：患者自诉 2 年前生产后，餐后血糖在 9.0 ～ 10.0mmol/L，空腹血糖正常，患者拒绝服用降糖药，控制饮食及适量运动血糖可控制在 8.0 ～ 9.0mmol/L。近期餐后血糖 11.0 ～ 12.0mmol/L，为控制血糖求诊。

刻下症：疲乏无力，头昏沉，身体困重，右侧膝关节疼痛，平素怕冷，纳寐可，大便黏滞，舌苔薄白，脉沉滑。

处方：苍术 15g，黄柏 15g，怀牛膝 15g，炒薏苡仁 15g，升麻 10g，桔梗 10g，羌活 15g，独活 15g，炒山药 20g，桂枝 10g，甘草 10g，木香 10g，香附子 15g。水煎服，早晚温服。嘱患者服药期间少食油腻之品。

服用 3 剂时餐后血糖为 5.4mmol/L，此后监测均在 6.5mmol/L 左右。服用 5 剂后乏力及头昏沉、身体困重之感明显缓解，后因睡眠差，故原方加生龙骨 20g、生牡蛎 20g 以重镇安神。服用 20 剂，随访 8 个月血糖控制良好。

【按语】

血糖为西医学的检验手段之一，故而容易产生某些药降糖的惯性思维，但中医为辨证为主，不应被西医学手段影响到中医的辨证。此患者疲乏无力，头昏沉，身体困重，右侧膝关节疼痛，为湿热下注的表现，故给予四妙散清热利湿，加之羌活、独活祛风湿，利关节，止痛。

———— 河北（丰宁）褚倩侠医案 ————

陈某，女，68岁。

初诊日期：2019年4月15日。

现病史：患者自半年前出现"三多一少"的症状，即饮食增多，一顿饭吃2碗米饭，多食易饥，嗜食甜食、糕点、油腻之品；饮水增多，每天2000mL左右；小便相应增多。患者家属未予重视。今日体检发现空腹血糖13.8mmol/L，尿糖（+++），患者诉口干、口苦、口臭、眼干、头晕，测血压200/110mmHg，大便量少，黏腻不爽。

刻下症：口干，口苦，口臭，眼干，多食易饥，腿沉乏力，舌苔黄腻，舌质红，脉弦滑有力，小便量多，大便量少，黏腻不爽。

主证：口干，口苦，口臭，舌苔黄腻，舌质红，脉弦滑有力。

辨证分析：患者口干，口苦，脉弦滑有力，考虑为少阳病，当选小柴胡汤。

口干，口臭，眼干，多食易饥，考虑胃经有热，为"中消"，考虑阳明病，选白虎汤，加之患者大便量少黏腻，为中焦湿热，加葛根黄芩黄连汤清热润燥，厚肠止利。

腿沉乏力，舌苔黄腻，选四妙散清利湿热，引热下行。

诊断：少阳阳明合病夹湿。

治则：清热利湿，益气生津。

处方：小柴胡汤合葛根芩连汤合白虎汤合四妙散。

柴胡15g，黄芩10g，党参10g，半夏10g，生姜10g，甘草10g，大枣 10g，薏苡仁 10g，生石膏 15g，知母 10g，葛根 15g，黄连 6g，苍术 10g，黄柏 6g，川牛膝 15g。7 剂，1 日 1 剂，水煎服。

二诊：2019 年 4 月 22 日。

患者自诉效果明显，诉服药后口干、口苦、口臭明显减轻，舌苔变薄，大便通畅，空腹血糖降至 7.0mmol/L，血压 140/80mmHg。效不更方，继服 7 剂，巩固疗效。随访血糖、血压控制平稳，空腹 5.8mmol/L。嘱患者糖尿病饮食，定期监测血糖。

【按语】

《素问·奇病论》有云："夫五味入口，藏于胃，脾为之行精气，津液在脾，故令人口甘也。此肥美之所发也。"本患者嗜食甜食、油腻之品，肥美之品多食令人生内热，故产生消渴。本患者湿热内蕴，发为口干、口苦，血糖、血压升高，用四妙散引热下行，小柴胡合白虎汤及葛根芩连汤清热利湿、益气生津，2 周即血压、血糖平稳。

中医治疗糖尿病降糖速度可能没有西药快，患者依从性不高，但是只要病机对证，也能效如桴鼓。当然还要向患者嘱咐糖尿病饮食、运动及口服西药降糖治疗，以达到远期疗效。用六经辨证的思想指导临床，为许多疾病提供了正确的思路和行之有效的治疗。